Julian Whitaker & Brenda Adderly

Schmerzfrei durch Magnetfeldtherapie

Ratgeber Ehrenwirth

Die Originalausgabe erschien unter dem Titel
The Pain Relief Breakthrough
bei Little, Brown and Company in Boston

Aus dem Amerikanischen von Paul Lukas

ISBN 3-431-04000-4
2. Auflage 2000

Internet: httP://www.ehrenwirth.de
Umschlag: Rainald Schwarz, München
Umschlagfotos: Tony Stone, München
Satz: ew print & medien service gmbh, Würzburg
Druck: Schoder Druck GmbH & Co. KG, 86368 Gersthofen
Printed in Germany

Inhalt

Einführung

Dies ist die Geschichte einer außergewöhnlichen Therapie, die viele Arten von Schmerzen drastisch reduziert und manche vollständig beseitigt. Es ist eine Therapie, die sich seit Jahrhunderten praktisch bewährt hat. Sie wird regelmäßig in vielen Ländern angewandt, so zum Beispiel in den USA, in Japan und in Deutschland, und ihre Wirksamkeit ist in Forschungsberichten dokumentiert.

die Geschichte einer außergewöhnlichen Therapie

Zur Zeit leiden schätzungsweise 100 Millionen Amerikaner, etwa die Hälfte der gesamten erwachsenen Bevölkerung, an irgendeiner Form von chronischem Schmerz. In allen industrialisierten Ländern sind Rückenschmerzen die häufigste Form von muskuloskeletalen Beschwerden. Das American College of Emergency Physicians schätzt, daß vier von fünf Amerikanern zumindest einmal im Leben eine Phase heftiger Kreuzschmerzen durchmachen müssen. Laut der Back Pain Association of America ist der Rückenschmerz Grund Nummer eins für die Erwerbsunfähigkeit von Menschen bis 45. 1995 betrug die Prozentrate der Arztbesuche wegen Rückenschmerzen in Amerika 73 Prozent in städtischen und 27 Prozent in ländlichen Gebieten, und jedes Jahr schwankt die Zahl der Fälle von wirkungslosen chirurgischen Eingriffen am Rücken zwischen 25 000 und 50 000.

Dies ist nur eine häufige Form von Schmerzen. Mehr als 40 Millionen Amerikaner leiden an Arthritis. Wir können nicht einmal ahnen, wie viele Frauen an Menstruationsbeschwerden leiden. Auch sind Millionen von Menschen Opfer von gelegentlichen, oftmals heftigen Kopfschmerzen. Weitere Millionen leiden an Bursitis, am Ischiassyndrom und an Myriaden weiterer chronische Schmerzen auslösende Zustände. Gut möglich, daß Sie einer der Leidenden sind. Falls ja, so wissen Sie sicher, wie entkräftend chronische Schmerzen tatsächlich sind.

Beinahe jeder leidet an gelegentlichen Schmerzen, infolge einer Verletzung oder einer Operation, als Resultat von Überanstrengung oder schlicht aufgrund einer simplen, aber schmerzhaften Verspannung im Kampf mit dem täglichen Streß. Es ist kein Wunder, daß in den Vereinigten Staaten jährlich Analgetika im Wert von Milliarden von Dollars geschluckt werden.

Beinahe jeder leidet an gelegentlichen Schmerzen

Leider verschaffen sowohl frei verkäufliche als auch verschreibungspflichtige Schmerzmittel nur kurzfristige Linderung. Wenn Sie an chronischen Schmerzen leiden, wissen Sie das nur allzugut. Und genauso kennen Sie vermutlich die negativen Nebenwirkungen, die mit der exzessiven Einnahme von Schmerzmitteln einhergehen. Aber wie Ihnen die meisten Ärzte erklären werden, ist gegen chronische Schmerzen nicht viel zu machen. Oder, wie es eine zähe alte Dame bei unseren Recherchen für dieses Buch ausdrückte: »Was man nicht kurieren kann, muß man eben ertragen.«

Nun gut, von Ärzten in Deutschland, Japan und vielen anderen Ländern rund um die Welt – und von einer kleinen, aber wachsenden Gruppe amerikanischer Ärzte – wird etwas getan, was über das Zähnezusammenbeißen hinausgeht. Sie haben eine andere Herangehensweise an den chronischen Schmerz: sie trachten danach, ihn zu beseitigen!

Ihre Behandlung ist nicht nur effektiv, sie ist außerdem äußerst einfach.

! Es ist die Anbringung eines Magneten (vergleichbar mit dem Magneten eines Kühlschranks, nur viel stärker) an den Stellen, die den Schmerz verursachen.

Im Verlauf dieses Buches werden Sie feststellen, daß auch Wissenschaftler noch nicht alles über magnetische Felder wissen. Manche vermuten, daß Magnete neben der Schmerzlinderung bei vielen weiteren krankhaften Zuständen helfen können, etwa bei Impotenz, Infektionen und Gastritis; andere sind skeptisch.

Aber zwei Dinge über Magnete sind sicher: Sie können viele Arten von Schmerzen lindern oder beseitigen, und sie sind ungefährlich. Und in Verbindung mit einem Plan zur Streßbewältigung, einer Diät und einem Gymnastikprogramm sowie weiteren traditionellen und/oder, soweit angebracht, ergänzenden medizinischen Therapien ist die Wirksamkeit der Magnetfeldtherapie oftmals noch zu steigern.

Behalten Sie zunächst ruhig Ihre gesunde Skepsis!

Wir sind zuversichtlich, daß Sie, wenn Sie dieses Buch gelesen haben, genauso zum Verfechter der Magnetfeldtherapie geworden sind wie wir selbst. Zunächst aber behalten Sie ruhig Ihre gesunde Skepsis! Und lassen Sie uns anfangen, Sie von der Kraft der Magnete zu überzeugen, indem wir die am häufigsten gestellten Fragen zur schmerzlindernden und schmerzbeseitigenden Anwendung therapeutischer Magnete beantworten.

Kapitel 1: Was ist Magnetismus?

Wenn Sie nach einer einfachen, klaren Definition von Magnetismus suchen, könnte das ein wenig frustrierend werden. Nachschlagewerke tendieren dazu, Sie sinnlos im Kreis herumzuschicken, indem sie Magnetismus als die Kraft definieren, die Magnete besitzen, und Magnete als Metallstücke, die über magnetische Kräfte verfügen. Physikern und Ärzten, die Magnetfelder aus beruflichen Gründen studieren und mit ihnen arbeiten, scheint es leichter zu fallen, zu beschreiben, woher Magnetismus kommt und wie er sich verhält, als einfach zu sagen, was er ist. Sogar Quellen, die auf den Laien abzielen, wie »Colliers Allgemeine Enzyklopädie«, bieten eher unergiebige Definitionen wie »die Kraft, die elektrischer Strom auf andere elektrische Ströme ausübt«. Die »Grolier Multimedia Encyclopedia« von 1995 definiert Magnetismus als »allgemeinen Begriff, der sich auf die Effekte bezieht, die aus der elektromagnetischen Interaktion von Teilchen entstehen«. Auch dies ist nicht besonders hilfreich, speziell im Kontext einer Diskussion über Dauermagnete, dem Kern dieses Buches, da Dauermagnete keine elektrische Komponente haben.

Warum fällt eine Definition von Magnetismus so schwer?

Warum fällt eine Definition von Magnetismus, die über »er hält den Merkzettel am Kühlschrank fest« hinausgeht, so schwer? Vielleicht weil Magnetismus mit den ganz elementaren Bausteinen von Materie und Energie zu tun hat.

Wissenschaftler sagen, Magnetismus und Elektrizität sind eng miteinander verwandt und bilden gemeinsam eine der ursprünglichen Kräfte im Universum namens Elektromagnetismus. Elektrische und magnetische Felder umgeben uns überall. Während wir vielleicht meinen, sie bildeten eine einzige »elektromagnetische Kraft«, sind sie tatsächlich individuell verschieden. Ein elektrischer Strom, der durch einen Leitungsdraht fließt, kreiert ein magnetisches Feld um den Draht, während ein Magnet, der sich beispielsweise einem Kupferdraht nähert, einen elektrischen Strom in ihm auslösen kann (siehe Abbildung A und B).

Magnete und Elektrizität

Dies bestätigte sich im 19. Jahrhundert. Hans Christian Oersted, ein dänischer Physiker und Chemiker, beobachtete 1820, wie elektrischer Strom, der durch einen Draht floß, die Nadel eines Kompasses rotieren ließ, womit bewiesen war, daß Magnete und Elektrizität verwandt sind. Im Anschluß daran deckte der französische Physiker

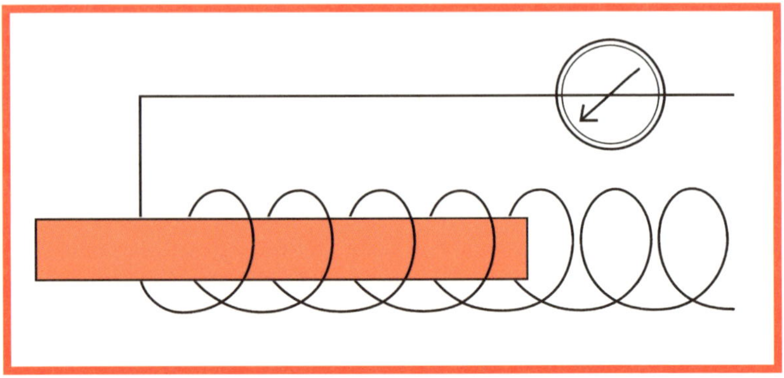

Abb. A: Michael Faraday, Physiker des 19. Jahrhunderts, erzeugte einen stationären Gleichstrom, indem er einen Magneten in eine Drahtspule, deren Enden über einem Kompaß zusammengefügt waren, hinein- und wieder hinausbewegte. Strom entsteht nur, wenn der Magnet in Bewegung ist.

André-Marie Ampère die mathematische Beziehung zwischen elektrischem Strom und der Kraft eines magnetischen Feldes auf. Später stellte er die Theorie auf, daß es die elektrische Ladung in Atomen sei, die den Magnetismus auslöse. In den dreißiger Jahren desselben Jahrhunderts machte Michael Faraday seine revolutionäre Entdeckung,

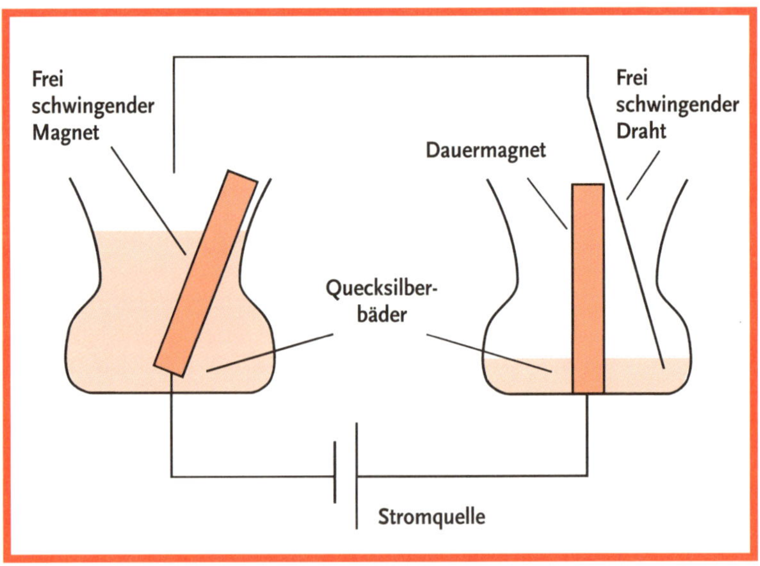

Abb. B: Wenn Strom in den Kreislauf fließt, rotiert links der aufgehängte Magnet um den Draht, der fest in einer Schüssel mit Quecksilber angebracht ist (Quecksilber wird verwendet wegen seiner supraleitenden Eigenschaft). Der Draht rechts rotiert um einen in einer Schüssel mit Quecksilber verankerten Dauermagneten und zeigt so die mechanische Wirkung von Elektrizität auf Magnete.

daß ein bewegtes magnetisches Feld einen elektrischen Strom in einer Drahtspule erzeugt.

Seit Jahrtausenden haben Wissenschaftler, Mediziner, Heilkundige, Philosophen und Spiritualisten Magnete und die magnetische Kraft unter dem Gesichtspunkt erklärt und definiert, wie sie sich verhalten und auf die Dinge um sie herum auswirken. Wie Sie später in diesem Kapitel sehen werden, haben sich diese Definitionen und Erklärungen mit dem wissenschaftlichen Fortschritt entwickelt und erweitert.

Es ist noch immer üblich, Magnete allein unter dem Gesichtspunkt ihrer Wirkung auf Eisen, Stahl oder andere eisenhaltige Metalle zu beschreiben. Stabmagnete zum Beispiel haben zwei Pole; gegensätzliche magnetische Pole ziehen einander an, während sich gleiche (oder dieselben) Pole abstoßen. Gewisse Metalle werden magnetisch, wenn sie mit einem Magneten in Kontakt sind. Sicher sind dies einige der drastischsten und am leichtesten zu beobachtenden Beispiele von Magnetismus.

drastische Beispiele von Magnetismus

! Doch wie oben angesprochen, deutet die moderne Forschung darauf hin, daß alle elektrischen Impulse ein magnetisches Feld erzeugen. Und da alle Substanzen auf Erden – inklusive aller Lebewesen – elektrische Impulse besitzen, folgt daraus, daß sie von magnetischen Kräften beeinflußt werden.

Wie Sie sich vielleicht denken können, sind manche Organismen in der Lage, größere Vorteile als andere aus dem Magnetismus zu ziehen, der uns überall umgibt. Zum Beispiel entdeckte der Wissenschaftler Richard Blakemore 1975 einen Bakterientyp, der Magnetit aus Eisenoxidkristallen bezieht. (Magnetit, eine Eisenoxidverbindung, ist eines der am weitesten verbreiteten und reichlich vorhandenen Mineralien. Die alten Griechen waren mit seiner natürlichen magnetischen Spielart, dem Magneteisenstein, recht gut vertraut.) Folglich veranlaßt Magnetit die Bakterien, wie winzige Magnete zu agieren, was dazu führt, daß sie sich dem magnetischen Feld der Erde anpassen. Blakemore konnte dies beweisen, indem er die Bakterien unter einem starken elektronischen Mikroskop beobachtete. Seitdem ist bei zahlreichen Arten von Fischen, Vögeln, Bienen und Seeschildkröten Magnetit im Gehirn nachgewiesen worden, das ihnen während ihrer Wanderzüge und auf Futtersuche beim Navigieren hilft – besonders, wenn sichtbare Wegweiser fehlen.

Magnetismus, der uns überall umgibt

Magneteisenstein

Magnetit im Gehirn

In einer Reihe bemerkenswerter Experimente, die ebenfalls in den siebziger Jahren durchgeführt wurden, bewies der Forscher William Keaton, daß Brieftauben das Magnetfeld der Erde als Teil ihres naviga-

Brieftauben nutzen das Magnetfeld

torischen Arsenals benutzen. Indem er einen winzigen Magneten am Kopf der Tauben anbrachte, verwirrte er sie völlig, so daß sie in alle Richtungen davonflatterten.

Die Allgegenwart des Magnetismus hat enorme Auswirkungen auf die menschliche Gesundheit, da unser Nervensystem und unsere Gehirnfunktionen in einem erheblichen Maß auf elektrochemische Impulse angewiesen sind. Tatsächlich stimmen viele Experten darin überein, daß der menschliche Körper selbst eine elektromagnetische »Maschine« ist und daß sehr wahrscheinlich magnetische Energie die Bildung und Teilung der Zellen aktiviert. Demnach werden wir in vielerlei Hinsicht von den elektrischen und magnetischen Impulsen gelenkt, die durch unser Gehirn und unseren Körper strömen.

Das magnetische Feld ist genauso in uns allen

Somit bestätigt die moderne Wissenschaft, was Heilkundige Jahrhunderte zuvor entdeckt haben: Das magnetische Feld ist nicht einfach »da draußen« in der Erde und in Magneten; es ist genauso in uns allen. Darüber hinaus hat der Magnetismus außerhalb von uns – ob er nun von natürlichen oder von fabrizierten Magneten oder von der magnetischen Kraft der Erde selbst stammt – einen direkten und hochgradigen Einfluß auf unsere Gesundheit und unser Wohlergehen.

Bevor wir fortfahren, werden wir den Magnetismus etwas präziser beschreiben. Zweifellos werden Sie sich aus Ihrer Schulzeit an Illustrationen mit Linien der magnetischen Kraft erinnern, die einen Magneten umgibt. Sie mögen sich auch an Ihren Lehrer erinnern, wie er dessen Wirkung demonstrierte, indem er Eisenspäne auf einem Blatt Papier verteilte und darunter einen Magneten plazierte. Die Späne organisierten sich selbst zum Muster des magnetischen Feldes.

Elektromagnete und Dauermagnete

zwei Arten von Magneten: Elektromagnete und Dauermagnete

In diesem Buch kommen zwei Arten von Magneten vor: Elektromagnete und Dauermagnete. Elektromagnete sind Magnete, die durch elektrische Ströme produziert werden, die durch eine zylindrische Drahtspule, Solenoid genannt, fließen. Wird der elektrische Strom unterbrochen, verliert das Solenoid seine magnetischen Kräfte. Plaziert man bestimmte Materialien wie Eisen innerhalb des Solenoids, nimmt die Kraft des Magnetfeldes zu; eine bahnbrechende Entdeckung des britischen Elektroingenieurs William Sturgeon, der 1815 den ersten praktisch anwendbaren Elektromagneten baute.

Dauermagnete, um die es in diesem Buch hauptsächlich geht, werden nicht vom Fluß eines elektrischen Stromes produziert. Vielmehr wird ihr Magnetfeld durch die Bewegung der Elektronen in den

Atomen des Materials erzeugt, aus dem der Magnet besteht, also etwa Eisen oder Nickel. So behalten sie ihren Magnetismus, nachdem sie magnetisiert wurden. Frühe Dauermagnete wurden, abgesehen von dem natürlichen Magneteisenstein, primär aus schmiedbarem Kohlenstoffstahl hergestellt, der entlang der Richtung des Magnetfeldes der Erde plaziert wurde (siehe Abb. C).

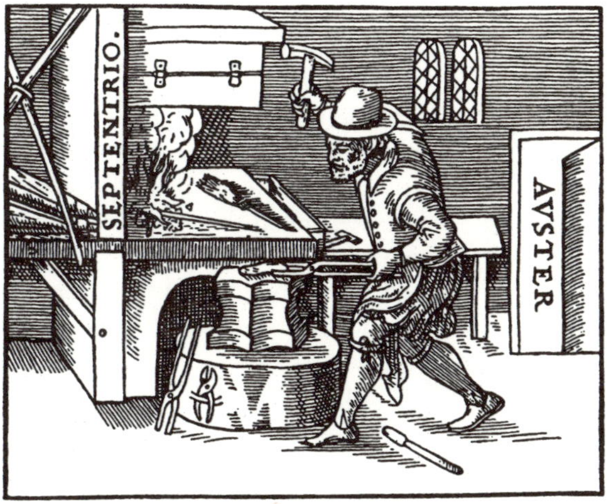

***Abb. C:** Illustration aus William Gilberts Ausgabe von »De Magnete« (1600), die zeigt, wie aus heißem Eisen, wenn es gehämmert und nach der magnetischen Kraft der Erde ausgerichtet wird, ein Magnet gemacht werden kann (Septentrio entspricht dem Norden, Auster dem Süden).*

Fortschritte in der Stahlherstellung des 19. Jahrhunderts führten zu stärkeren Legiermagneten, die in den dreißiger Jahren des 20. Jahrhunderts von Alcinoprodukten (Magnete aus Aluminium, Nickel, Kobalt und Eisen) und später von Eisenoxiden, die Barium oder Strontium enthielten, noch übertroffen wurden. Der erstaunlichste Fortschritt war die nachfolgende Einführung von Seltenerdmetallen, basierend auf Kobald/Samarium-Kombinationen, und der heute gebräuchlichen »Neomagnete« aus Eisen, Neodymium und Bor, die zehnmal stärker sind als Ferritmagnete und hundertmal stärker als Stahlmagnete, wie sie im vorigen Jahrhundert gemacht wurden. Heute werden Dauermagnete hergestellt, indem man die Elemente in pulvriger Form unter extremer Hitze in einem Magnetfeld preßt. Die so entstandene Masse, Sinter genannt, wird in einem intensiven Magnetfeld magnetisiert, ein Prozeß, der nur den Bruchteil einer Sekunde benötigt.

Neomagnete

Was unsere Zwecke betrifft, so ist der Unterschied zwischen Elektromagneten und Dauermagneten,

- daß das Magnetfeld in Elektromagneten an- und ausgeschaltet werden kann,
- daß Elektromagnete stärkere magnetische Felder haben können als Dauermagnete,
- daß Magnetfelder, die von Dauermagneten herrühren, stets statisch (bewegungslos) sind, während Magnetfelder, die von Wechselstromelektromagneten ausgehen, immer in Bewegung sind.

Die magnetische Kraft von Dauermagneten ist stets präsent und gleichbleibend

In bezug auf die Schmerztherapie reicht es aus, Dauermagnete schlicht als diejenigen zu betrachten, deren magnetische Kraft stets präsent und gleichbleibend ist. Dauermagnete unterscheiden sich in ihrer individuellen magnetischen Stärke, aber ihr Magnetismus kann nicht willentlich an- und ausgeschaltet oder elektrisch »pulsiert« werden.

Lassen Sie uns hier eine wichtige Anmerkung machen, um Mißverständnisse im Verlauf des Buches auszuschließen. Sowohl Dauer- als auch Elektromagnete werden in der modernen Medizin sinnvoll angewandt, und es deutet einiges darauf hin, daß der Mechanismus, mit dem sie funktionieren, in einem gewissen Maß ähnlich oder zumindest vergleichbar ist. Dennoch sind sie verschieden. Umfangreiche Forschungsarbeiten, aus denen wir im 3. Kapitel einiges zitieren, haben die Wirksamkeit von gepulsten Elektromagneten bewiesen: Konstant in Bewegung befindliche Magnetfelder erzielen biologische Effekte. Dadurch ist nicht definitiv bewiesen, daß statischer Magnetismus gleichermaßen effektiv ist, aber die Forschungsergebnisse sagen dennoch auch einiges über die Wirksamkeit von Dauermagneten.

Elektromagnetismus wird weltweit angewandt, um Brüche zu heilen

Gepulster Elektromagnetismus, der Prozeß, bei dem in variierenden Zeitabständen alternierende elektromagnetische Felder erzeugt werden, wird weltweit in Krankenhäusern angewandt, um Brüche zu heilen, Gelenk- und Muskelverletzungen zu behandeln sowie zu vielen weiteren diagnostischen Zwecken wie der Erstellung von Elektrokardiogrammen, Myogrammen, Elektroenzephalogrammen und der Kernspintomographie (KST). Die für eine solche elektromagnetische Behandlung benötigte Ausrüstung ist relativ teuer und nicht annähernd so einfach zu handhaben wie ein simpler Dauermagnet. Die richtige Anwendung der Therapie erfordert eine spezielle Schulung. Neben allem anderen ist es für die Therapie erforderlich, daß der Patient das Krankenhaus aufsucht, in dem die elektromagnetische Anlage stationiert ist.

Auch wenn noch so manches über die elektromagnetische Therapie zu sagen wäre – und wir ihre Anwendung in Krankenhäusern unter der Aufsicht von geschulten Spezialisten und unter angemessenen Bedingungen entschieden gutheißen –, konzentrieren wir uns in diesem Buch auf Dauermagnete. Sie sind jederzeit verfügbar, außerdem bezahlbar und können von jeder Person, die an Schmerzen leidet, genutzt werden. Geht man richtig mit ihnen um, sind Dauermagnete nahezu unbegrenzt haltbar. Sie sind klein und transportabel und unter Anwendung der Techniken, die dieses Buch aufzeigt, ohne spezielle Schulung leicht und sicher zu handhaben. Und vor allem: Sie wirken.

Dauermagnete sind ohne spezielle Schulung leicht und sicher zu handhaben

Die Stärke der Magnete

Die Stärke eines Magnetfeldes wird in Gauß gemessen, benannt nach dem deutschen Mathematiker und Physiker Carl Friedrich Gauß. Das Magnetfeld an der Erdoberfläche mißt 0,5 Gauß, der Standardmagnet eines Kühlschranks (vielleicht die verbreitetste Form eines Dauermagneten) üblicherweise ungefähr 200 Gauß, ein therapeutischer Magnet zur Behandlung von Nackenschmerzen etwa 2450 Gauß, und elektromagnetische Felder von industrieller Stärke messen oft mehr als 20 000 Gauß. Die Gauß-Zahl repräsentiert die Anzahl der Linien magnetischer Kraft, die eine Fläche von einem Quadratzentimeter durchqueren. Somit bedeuten 500 Gauß, daß 500 Linien magnetischer Kraft einen Quadratzentimeter durchqueren. Um die Sache anschaulicher darzustellen: Ein 500-Gauß-Magnet kann ein Eisengewicht von annähernd zwei Pfund anheben und ein 2500-Gauß-Magnet ungefähr 25 Pfund.

Ein 500-Gauß-Magnet kann ein Eisengewicht von annähernd zwei Pfund anheben

Der Ausdruck Sättigungsmagnetisierung gibt das größtmögliche Magnetfeld an, das ein Magnet produzieren kann. Es variiert auf der Grundlage der physikalischen Eigenschaften der Elemente, die den Magneten ausmachen. Bei einem Dauermagneten aus optimalen Materialien liegt die Sättigungsmagnetisierung bei etwa 15 000 Gauß.

Wie dauerhaft ein Dauermagnet ist, hängt von der Koerzitivfeldstärke ab. Auch dies ist eine physikalische Eigenschaft der Elemente, die den Magneten ausmachen. Je höher die Koerzitivfeldstärke, desto dauerhafter der Magnet. Die erstaunlichen Fortschritte mit Seltenerdmetallen hatten zur Herstellung von Magneten mit drastisch verbesserter Koerzitivfeldstärke geführt. Sie werden sich erinnern, daß Magnete in der Vergangenheit die Form eines Hufeisens hatten (auch heute noch werden viele in dieser Form gemacht, allerdings allein wegen des Aussehens). Der Grund stand in Zusammenhang mit dem Prinzip der Koerzitivfeldstärke. Frühe Stahlmagnete waren von solch niedriger Koerzitivfeldstärke, daß sich die Hufeisenform als wirksamstes Design erwiesen hatte. Es erlaubte beiden Polen, den Gegenstand zu kontaktieren, um ihn anzuheben oder zu bewegen.

Koerzitivfeldstärke

Als eine wachsende Zahl verschiedener Magnetlegierungen verfügbar wurde, wurde die Messung der Stärke von Dauermagneten durch Koerzitivfeldstärke und Sättigungsmagnetisierung zu ungenau. Einige Magnete hatten eine hohe Sättigungsmagnetisierung und eine niedrige Koerzitivfeldstärke, bei anderen war es genau umgekehrt. Es gab keinen verfügbaren Index, um brauchbare Vergleiche anzustellen. So wurde ein Index entwickelt, der als maximaler Energiewert bekannt ist. Seine Messungen beziehen sich auf die Koerzitivfeldstärke und die Sättigungsmagnetisierung. Je höher der maximale Energiewert, desto kleiner kann der Magnet sein. Somit seien Sie versichert, daß auch noch die winzigsten der zur Schmerzbehandlung verwendeten Dauermagnete, wie zum Beispiel die Neodymiummagnete, von ganz phantastischer Wirkung sind. Denken Sie beim Kauf von therapeutischen Dauermagneten unbedingt daran, den unterschiedlichen maximalen Energiewert zu vergleichen. Für gewöhnlich wird er in den Einheiten Gauß-Oersted (GOe) gemessen.

Achten Sie auf den maximalen Energiewert des Magneten!

Magnetische Felder und Pole

Wie bereits dargelegt, entwickeln Elektromagnete magnetische Kraft, wenn elektrischer Strom durch ein Solenoid fließt. Das Feld wird stärker, wenn der Draht um eine Eisenstange gewickelt ist. Bis zu einem gewissen Punkt (der Sättigungsmagnetisierung) bewirken die Verwendung einer höheren elektrischen Spannung und die Verstärkung der Drahtspulen ein Anwachsen der magnetischen Kraft des Solenoids. In einem Elektromagneten verhält sich die magnetische Stärke direkt proportional zur Stärke des elektrischen Stroms, so daß die magnetische Kraft endet, wenn die Elektrizität abgeschaltet wird.

Wenn der Strom in eine Richtung fließt (Gleichstrom), ist das Magnetfeld so beständig wie das eines Dauermagneten. Fließt dagegen Wechselstrom durch den Draht, entspricht die Fluktuationsrate des magnetischen Feldes der Fluktuation der Elektrizität.

Die magnetische Kraft in einem Dauermagneten wird von den Elektronen produziert

Im Gegensatz hierzu wird die magnetische Kraft in einem Dauermagneten von den Elektronen produziert, die um die Atome des Materials, aus dem der Magnet besteht, herumwirbeln. Das ist der Elektrizität, die um den Eisenkern eines Elektromagneten herumwirbelt, nicht unähnlich. Jedes Atom erzeugt sein eigenes winziges Magnetfeld. Dennoch wird ein gewöhnliches Stück Eisen, das aus vielen Atomen besteht, normalerweise keinen Magnetismus entfalten. Der Grund dafür ist, daß alle Magnetfelder, auch jene aus individuellen Atomen, eine Richtung haben, die wir als »Norden« und »Süden« charakterisieren. (Diese Kennzeichnung ist geschichtlich überliefert und hat keine besondere Bedeutung, außer daß sie die Richtung eines Magnetfeldes definiert.) Eisenatome können, anders als jene aus den meisten anderen Substanzen, alle in der gleichen Richtung angeordnet werden. In einem Stück Eisen, das als Magnet wirkt, weisen viele, manchmal auch alle seine Atome in dieselbe Richtung. Dadurch verbinden sie ihre individuellen Magnetfelder und produzieren ein einziges umfassendes Feld (siehe Abb. D). Wenn man auf einen solchen Magneten kräftig einhämmert oder ihn auf einen harten Boden wirft, kann sein Magnetismus reduziert oder zerstört werden. Denn die Atome können dadurch aus ihrer Anordnung geworfen werden, so daß sich ihre individuellen Felder gegenseitig neutralisieren.

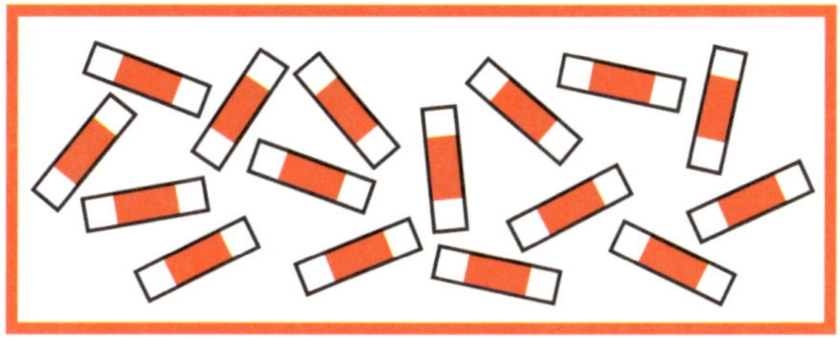

Abb. D: Eisenatome haben vollständig magnetisierte Elementarbereiche mit zufälliger Ausrichtung (oben). Die Anbringung eines Magneten bewirkt, daß sie sich alle in derselben Richtung anordnen (unten).

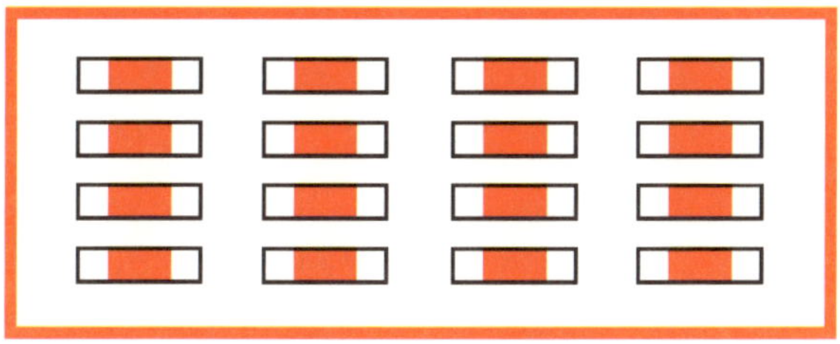

Eisen und bestimmte andere Metalle sind leichter zu magnetisieren, weil sie sehr viele Elektronen haben, die gut angeordnet werden können, besonders wenn das Metall extremer Hitze ausgesetzt wird. Auch eine Reihe nichtmetallischer Substanzen verfügen über Elektronen, die dies können. Mittlerweile können sogar vollständig organische Magnete hergestellt werden. Es ist eine verbreitete Annahme, Magnetismus sei nur eine Fähigkeit von Metallen, was er aber nicht ist. Diese Substanzen haben sogar Vorteile gegenüber Metallen, weil sie leichter gebogen und geformt werden können und manchmal billiger herzustellen sind, da keine extremen Temperaturen benötigt werden.

Wissenschaftler glauben, daß sich das magnetische Nord und Süd zu verschiedenen Zeiten der Geschichte der Erde – in Intervallen von ungefähr 200 000 Jahren – umgekehrt hat. Man hat nämlich festgestellt, daß die 30 000 Jahre alten Steine eines Lagerfeuers australischer Aborigines in der entgegengesetzten Richtung gegenwärtiger Pole magnetisiert waren. Spätere Studien an aufeinanderliegenden Schichten erkalteter vulkanischer Lavaströme, die zeitlich zugeordnet werden können, haben es ermöglicht, herauszufinden, wann diese Umkehrungen der Magnetfelder stattgefunden haben.

Die elektrischen Ströme, die in unseren eigenen Körpern fließen, erzeugen Magnetfelder, die sich nach außen ausbreiten. Die elektrischen Ströme, die in unserem Gehirn fließen, produzieren ein Magnetfeld, das mit einem Gerät namens Magnetoenzephalograph gemessen werden kann, welches ein Magnetoenzephalogramm (MEG) erstellt.

Elektrische Ströme in unserem Gehirn produzieren ein Magnetfeld

! Dr. Robert Becker bemerkt in seinem Buch »Cross Currents«, es könne beruhigend sein zu wissen, daß wir wie alle Lebewesen »von einem Magnetfeld umgeben sind, welches sich von unseren Körpern aus im Raum ausbreitet, und daß die Felder aus dem Gehirn reflektieren, was im Gehirn vor sich geht. Die Konsequenzen daraus sind enorm.«

Das sind sie allerdings!

Denn von äußeren Kräften erzeugte Magnetfelder sind imstande, in uns einzudringen und den elektrischen Strom in unseren Körpern zu beeinflussen.

Die Erde ist ein einziger riesiger Magnet

Der Kern der Erde aus herumwirbelndem flüssigem Eisen macht unseren gesamten Planeten zu einem einzigen riesigen Magneten. Die Erde ist von ihrem eigenen Magnetfeld umgeben, das alles auf, unter und über der Oberfläche unseres Planeten beeinflußt. Folglich ist jedes Lebewesen von der Geburt bis zum Tod in eine natürliche biomagnetische Decke gehüllt. Die Forschungsergebnisse, die die Bedeutung dieser Kraft für unsere Gesundheit belegen, häufen sich. Ein Beispiel: Professor Holger Hannemann berichtet in seinem Buch »Magnetfeldtherapie« über Experimente von J. H. Vandyk und M. H. Halpern für das amerikanische Raumfahrtprogramm, bei denen sie Mäuse in speziell präparierten Metallkäfigen aufzogen, die sie vom Elektromagnetismus der Erde abschirmten. Innerhalb weniger Wochen verloren die Tiere ihr Fell und starben.

Kapitel 2:
Die Geschichte der Magnetfeldtherapie

Jahrhunderte bevor der Begriff des Magnetismus geprägt wurde, benutzten Heilkundige in China, Indien und Ägypten natürliche Magnete, um eine Vielzahl menschlicher Leiden zu behandeln und zu kurieren. Im alten China entwickelte sich ein medizinisches System, das bis heute gedeiht, basierend auf der Vorstellung, daß gute Gesundheit von der Zirkulation vitaler Energie im ganzen Körper via bestehende Bahnen oder Kanäle, Meridiane genannt, abhängt.

China, Indien und Ägypten

Diese innere Lebensenergie, bekannt als Chi, rührt von zwei entgegengesetzten Einflüssen oder Polen her: Yin (minus oder negative Polarität) und Yang (positiv). Eine Krankheit tritt auf, wenn die dualen Kräfte Yin und Yang aus der Balance geraten, der natürliche Fluß des Chi blockiert ist oder wenn es zu irgendeiner Störung in der normalen Symmetrie zwischen einem individuellen Chi und analogen Kräften kommt, nämlich den Jahreszeiten und den fünf Elementen, die zu dieser Zeit bekannt waren.

Yin und Yang

Wenn Sie mit moderner Akupunktur oder Akupressur vertraut sind, erkennen Sie diese Begriffe und Konzepte vermutlich wieder. Und Sie wissen wahrscheinlich, daß die moderne Forschung die alten Behandlungsmethoden als medizinisch sinnvoll und wirksam bei Schmerzbehandlung anerkennt. Einige Wissenschaftler glauben, daß das Einführen einer Metallnadel in die Haut einen kleinen elektrischen Strom erzeugt, das Drehen der Nadel den Strom zum Pulsieren bringt und ihre Erwärmung die Stromstärke ein klein wenig erhöht. Andererseits akzeptieren moderne Praktiker der chinesischen Methode des Chigong heute, daß es sich bei der als Chi bekannten inneren Energie tatsächlich um Bioelektrizität handelt.

Wie wir später erörtern werden, sind manche Ärzte davon überzeugt, daß auch das Hindurchführen eines Körperteils durch ein statisches Magnetfeld winzige elektrische Ströme im Körper hervorrufen kann, genauso, wie man es bei der Akupunktur annimmt. Zumindest eine sorgfältig durchgeführte Studie deutet darauf hin, daß beides gleichermaßen effektiv sein kann, auch wenn es auf etwas verschiedene Art funktioniert.

Die alten Ägypter waren mit den Konzepten von Polarität und Balance, ob magnetisch oder nicht, wohlvertraut, nutzten sie in ihrer medizinischen Praxis und schrieben Magneteisensteinen eine Viel-

Die alten Ägypter schrieben Magneteisensteinen therapeutische Effekte zu

zahl therapeutischer Effekte zu. Es heißt, daß Königin Kleopatra in der Annahme, es beuge dem Altern vor, im Schlaf einen Magneteisenstein auf der Stirn trug.

Nicht nur die Ägypter nutzten Magnete zu therapeutischen Zwecken, sondern auch die alten Araber, Inder, Hebräer, Chinesen und Griechen. Tatsächlich glaubt man, daß Aristoteles der erste in der schriftlich belegten Geschichte war, der von den therapeutischen Möglichkeiten der Magnete sprach.

Egal, wie wunderlich, mystisch und obsolet die altertümlichen Erklärungen, wie und warum Magnete heilen, auch sein mögen, Fakt ist, daß, genauso wie in der Akupunktur, die moderne Forschung beweist, daß man bereits Jahrhunderte zuvor mit Sicherheit wußte, was die Magnetfeldtherapie zu erreichen vermag. Magnete konnten damals und können heute Schmerzen lindern.

Magnete und Magneteisensteine

Ursprung des Begriffs

Die alten Griechen waren die ersten, die das Wort Magnet benutzten. Es gibt zwei verschiedene Geschichten über den Ursprung des Begriffs. In der einen Version, die auf Plato zurückgeht, kümmerte sich ein griechischer Schäfer namens Magnes in der Nähe des Berges Ida um seine Herde, als die Nägel in seinen Sandalen (oder die Eisenspitze seines Stockes) mit einer solchen Kraft von einem magnetischen Felsen angezogen wurden, daß er Mühe hatte, sich loszureißen.

Wenn Sie an der Geschichte zweifeln, so bietet Euripides die Alternative, daß der Name auf Magnesia zurückgeht, ein Gebiet in Griechenland, das reich war an eisenhaltigem vulkanischem Gestein mit magnetischen Eigenschaften, welches Magnesiastein genannt wurde. (In China hießen magnetische Steine Tzhu shih, »Liebende Steine«, wegen ihrer Fähigkeit, alles anzuziehen, was Eisen enthielt.) Woher der Name auch immer stammen mag, durch die Jahrhunderte wurden Magnete benutzt, um Schmerzen zu lindern.

Name Magneteisenstein

Der Name Magneteisenstein (engl.: lodestone) für natürlich magnetische Steine entstand erst später mit der Einführung des Navigationskompasses. Lode oder load geht auf das altenglische lad zurück, das »Weg« oder »Kurs« bedeutet. So sprachen frühe Seefahrer in der Navigation vom *lodestar* oder *leading star* und später vom lodestone *(guiding stone)*, wenn sie den natürlichen Magnetstein im Kompaß meinten.

Paracelsus

Wir wissen aus frühen historischen Schriften, daß zu einer populären Behandlung, die römische Ärzte bei Arthritis und Gicht anwandten, das Anlegen elektrischer Aale gehörte. Es muß für Patienten wie Ärzte gleichermaßen eine Erleichterung gewesen sein, als Ärzte im Mittelalter anfingen, Magnete zu benutzen, um entzündliche und auch andere Leiden, Kahlköpfigkeit eingeschlossen, zu behandeln. Ohne Zweifel waren die Magnete erheblich einfacher zu handhaben!

Es ist dem großen deutschen Alchemisten und Arzt Philippus Aureolus Theophrastus Bombastus von Hohenheim zu verdanken, daß die Magnetfeldtherapie nach dem frühen Mittelalter nicht in Vergessenheit geriet. 1493 in Einsiedeln in der Schweiz geboren, änderte er seinen Namen später in Paracelsus. Manche sagen, der neue Name sei eine Anerkennung seiner intellektuellen Bildung durch den großen römischen Physiker und Autor des 1. Jahrhunderts Aulus Cornelius Celsus gewesen. Er hatte eine der ersten medizinischen Arbeiten geschrieben, die überhaupt gedruckt wurden (1478). In Kenntnis, daß Paracelsus arrogant und eingebildet war und von seinen Kollegen nicht gerade gemocht wurde, unterstellen ihm andere, er habe den Namen erfunden, weil er »größer als Celsus« bedeute.

Paracelsus

Die moderne Schulmedizin, die Homöopathie, das holistische Heilen und die Magnetfeldtherapie stehen alle in Paracelsus' Schuld, der sich, nachdem er Anfang des 16. Jahrhunderts Europa durchwandert hatte und wegen seiner aufrührerischen Ideen gezwungen worden war, die Universität von Basel zu verlassen, schließlich in Salzburg niedergelassen hatte.

Im Gegensatz zur damals vorherrschenden Auffassung von Krankheit, daß sie von Unausgewogenheiten innerhalb des Körpers verursacht werde, begann Paracelsus zu lehren und zu praktizieren, daß manche Krankheiten von äußeren Ursachen ausgelöst und mit spezifischen Heilmitteln kuriert werden könnten. Indem er die Anwendung von Quecksilber, Blei, Schwefel, Eisen, Arsen, Kupfersulfat und anderen Chemikalien zur Bekämpfung dieser äußeren krankheitserregenden Ursachen befürwortete, wurde Paracelsus zum ersten Arzt, der die Chemie in die Medizin einführte.

erster Arzt, der die Chemie in die Medizin einführte

Er war auch der erste, der die Existenz eines erblichen Musters bei Syphilis erkannte, der Struma mit Mineralien im Trinkwasser in Zusammenhang brachte und der beobachtete, daß bestimmte Kopfverletzungen zu Lähmungen führen können. Er schuf die Basis für die moderne Homöopathie, indem er behauptete, daß manche Krankheiten mit minimalen Dosen »Gleichartiger« geheilt werden könnten.

Nämlich mit Substanzen, die Symptome hervorrufen, die mit denen der zu heilenden Krankheit vergleichbar sind.

Da ihm vieles am medizinischen Wissen der damaligen Zeit widerstrebte, hielt er an einer Sichtweise fest, die der vieler altertümlicher Kulturen über die Beziehungen der Menschen zu Himmel und Erde ähnelte. Er glaubte, daß es in der Natur eine unbestimmte Lebenskraft gebe, die den Menschen Energie verleihen könne. Er glaubte, sie sei innerlich, allumfassend und bringe den Geist mit dem Körper zusammen; er nannte sie *archaeus* (das griechische Wort für »altertümlich«). Paracelsus war überzeugt, sie könne den Gesundheitszustand eines Menschen anzeigen. Krankheiten konnten seiner Ansicht nach behandelt werden, wenn diese Lebenskraft durch natürliche Energien ergänzt wurde, wie sie in bestimmten Heilkräutern und Nahrungsmitteln zu finden sind. Er glaubte, daß auch Magnete eine Kraft hätten, die dem Körper Energie verleihen oder seine Energie ergänzen und den *archaeus* dazu bewegen könne, die Selbstheilung zu fördern. Schriften wie Paracelsus' »De origine morborum invisibulum« machen deutlich, daß er annahm, die Erde sei ein einziger gigantischer Magnet, dessen Kraft alles auf dem Planeten durchdringe und beeinflusse.

Paracelsus erweiterte die Anwendung von Magneten

Es war bereits bekannt, daß Ärzte und Heilkundige Magnete benutzten, um Messerstücke und andere Eisenteile zu entfernen, die sich im Muskelgewebe eingegraben hatten. Paracelsus erweiterte die Anwendung von Magneten, um alles von der einfachsten Diarrhöe bis zu verschiedenen Arten von Hämorrhoiden und sogar Epilepsie zu behandeln. Heute wissen wir, daß tatsächlich alle Stoffe magnetisiert oder für magnetische Kraft empfänglich sind, auch wenn die meisten Materialien so schwach magnetisch sind, daß ihr Magnetismus im täglichen Leben nicht bemerkt wird.

Ausreichend sensible Geräte haben es Physikern ermöglicht, die magnetischen Eigenschaften diverser Mineralien, sogar von Glas und natürlich von lebendigem Gewebe zu messen. Man fand heraus, daß der Körper jeder Person wechselnde magnetische Energiecharakteristika hat, die sich von Person zu Person und genauso auch innerhalb des Körpers unterscheiden.

Heilung oder Quacksalberei? Europa im 17. Jahrhundert

17. Jahrhundert

Im 17. Jahrhundert war die medizinische Nutzung von Magneten so etwas wie eine Marotte in Europa. Sie war im intellektuellen Klima eines Zeitalters verankert, in dem, wie der Autor Keith Thomas es beschrieb, »die Möglichkeiten gewisser Arten von Magie für die meisten Wissenschaftler eine grundlegende Voraussetzung waren«. So verwundert es nicht, daß der britische Historiker Elias Ashmole 1652 schrieb: »Wenn wir die Wirksamkeit dieses Magneten in Betracht ziehen, dann gibt es kein Mysterium, weder göttlich noch elementar oder weltlich, das für uns zu schwer zu glauben sein kann.«

William Gilbert, ein Mathematiker und erfolgreicher Londoner Arzt, war ein harscher Kritiker derjenigen, die Magneteisensteinen außergewöhnliche medizinische und spirituelle Kräfte zuschrieben (wozu die Behauptung gehörte, daß ein unter dem Bett einer schlafenden Frau plazierter Magneteisenstein die Frau aus dem Bett treiben würde, wenn sie Ehebruch beginge), und entlarvte die ergebnislose Anwendung von Salben und Puder aus Magneteisenstein. Um 1600 herum wurde Gilbert zum Günstling von Elisabeth I. Zum Teil, weil er (laut mancher Quellen) in der Lage war, einige der Schmerzen und Beschwerden der mittlerweile alternden Monarchin zu lindern. Aber sie förderte ihn auch, weil sie glaubte, daß seine Studien über den Magnetismus für die Navigation darüber hinaus zu ihrer Vorherrschaft zur See beitragen könnten.

Gilberts bedeutendste, im Jahr 1600 veröffentlichte Arbeit, »De magnete, magneticisque corporibus, et de magno magnete tellure«, wird von vielen als erste große wissenschaftliche Abhandlung der Neuzeit angesehen. Er stellt darin die These auf, daß die Welt eigentlich ein kugelförmiger Magnet mit magnetischen Polen nahe den geographischen Nord- und Südpolen sei. Ein Jahrhundert später, im Jahr 1701, veröffentlichte der englische Astronom Edmund Halley die erste magnetische Seekarte.

Mesmer und der Magnetismus

Er hatte gerade das Alter eines jungen Mannes erreicht, als Franz Anton Mesmer begann, über Magnete zu arbeiten. Als eine der berühmtesten und umstrittensten Gestalten seiner Zeit rückte Mesmer die Magnetfeldtherapie ins Rampenlicht. 1734 in Deutschland geboren, studierte er in Wien bei dem jesuitischen Priester Maximilian Hell, einem hochgeschätzten Astronomen und Praktiker der Magnetfeldtherapie. Pater Hell behandelte Patienten, indem er neuentwickelte, kraftvolle Dauermagnete aus Kohlenstoffstahl, die entsprechend den verschiedenen Gliedmaßen der menschlichen Gestalt zu diversen Formen gekrümmt waren, an ihren nackten Körpern anbrachte.

Mesmer rückte die Magnetfeldtherapie ins Rampenlicht

Mesmer, sowohl von Hell als auch von Paracelsus' Schriften stark beeinflußt, vertiefte sich in ähnliche Studien und Praktiken. Seine Doktorarbeit beschäftigte sich mit dem Einfluß von Gravitationsfeldern, Planeten und Zyklen auf die menschliche Gesundheit. Sie stellte die These auf, daß eine subtile »universale Flüssigkeit«, eine Art unsichtbare magnetische Energie oder Gas, das Universum wie auch alle Körperflüssigkeiten durchdringe. Die Flüssigkeit habe Eigenschaften wie die eines Magneten, und ihre unausgewogene Verteilung verursache Krankheiten, schrieb Mesmer; Gesundheit könne erlangt werden, indem man die Harmonie der Magnetfelder innerhalb des Körpers wiederherstelle, der verschiedene und entgegengesetzte Pole wie Magnete habe, die den menschlichen Körper empfänglich machten für den Einfluß der Himmelskörper. Entsprechend benutzte Mesmer Magnete, um eine »künstliche Strömung« in der universalen Flüssigkeit zu fördern und die Gesundheit leidender Menschen wiederherzustellen.

In seinem Bericht »Über den medizinischen Nutzen des Magneten« beschrieb Mesmer 1775, wie er eine Patientin kurierte, die an unkontrollierbaren Anfällen und anderen Störungen des Nervensystems litt, indem er ihr Eisenspäne zu essen gab und anschließend Hells speziell geformte Magnete anbrachte:

> Als meine Patientin eine weitere Attacke erlitt, befestigte ich zwei hufeisenförmige Magnete an ihren Füßen und einen herzförmigen Magneten an ihrer Brust. Sie hatte plötzlich ein brennendes Gefühl, das sich wie eine glühende Kohle von den Füßen her durch all ihre Glieder ausbreitete ... und genauso von beiden Seiten ihrer Brust bis zur Schädeldecke ... die Schmerzen ließen langsam nach, sie wurde unempfindlich für die Magnete. Die Symptome verschwanden, und sie erholte sich von dem Anfall.

Laut Mesmer gab es zwei Arten von Magnetismus: eine tierische und eine anorganische

Sicher, daß die Heilung aus seinem Einfluß auf und seine Kontrolle über den Fluß der universalen Flüssigkeit resultierte, begann Mesmer das Konzept des Magnetismus zu verfeinern und neu zu definieren. Seiner Meinung nach gab es zwei Arten von Magnetismus: eine tierische und eine anorganische. Tierischer Magnetismus sei die natürliche Kraft, die er im Menschen und in anderen Lebewesen beobachte. Sie könne durch die magnetische Kraft in Eisen oder Stahl, die er als anorganischen Magnetismus bezeichnete, beeinflußt werden. Darüber hinaus glaubte Mesmer, er könne nahezu jede Substanz magnetisieren, ob lebendig oder nicht, indem er seinen eigenen ganz besonders kraftvollen tierischen Magnetismus benutze. Normale Magnete könnten als Leiter eingesetzt werden, um den Übergang der universalen Flüssigkeit von seinem Körper zu dem des Patienten zu verstärken.

! Neue Studien belegen, daß Mesmer in vielem richtig lag, auch wenn er – wie viele Pioniere der Vergangenheit und der Gegenwart – ein wenig wie einer der blinden Männer war, die einen Elefanten beschreiben.

Mesmer skizzierte seine Theorien in seinem »Mémoire sur la découverte du magnétisme animal« (Bericht von der Entdeckung des tierischen Magnetismus), der 1779 veröffentlicht wurde. Er präsentierte 27 Thesen über seinen Glauben an den tierischen Magnetismus und die Verwendung von Magneten zur Behandlung von Krankheiten. These Nr. 23 behauptete: »Nach den praktischen Regeln, die ich eingeführt habe, ist es klar, daß das Prinzip (des tierischen Magnetismus) mentale Krankheiten direkt und alle anderen Krankheiten indirekt heilen kann.«

Tatsächlich führte Mesmers eigener tierischer Magnetismus zu einigen rätselhaft erscheinenden Heilungen. Er stellte die Hörfähigkeit eines tauben Mannes wieder her, indem er einfach seine Hände über dessen Ohren hielt. Die hartnäckigen Brustschmerzen und Magenkrämpfe anderer Personen verschwanden, wenn er die betroffenen Stellen berührte. Wir wissen heute, daß neue Heilmittel in ihren Anfangstagen wirkungsvoller sind, wenn Ärzte noch leidenschaftlich an ihre Effektivität glauben. So können wir nur annehmen, daß Mesmer und seine Patienten einen starken Glauben an die heilenden Möglichkeiten dieser »neuen Kraft« und ihres Überbringers hatten.

Kontroversen

Allerdings wurde Mesmers Ruhm zunehmend von Kontroversen beeinträchtigt. In einem berühmten Fall stellte er das Sehvermögen von Maria Theresa von Paradis wieder her, einem 18jährigen Mädchen, das im Alter von drei Jahren plötzlich erblindet war. Für sein musikalisches Talent bewundert, wurde das Mädchen von der Kaiserin Maria Theresia gefördert. Viele berühmte und einflußreiche Ärzte hatten bereits vergeblich versucht, es zu heilen. Mesmer behandelte es erfolgreich, doch nach einiger Zeit erblindete das Mädchen erneut. Dieselben Ärzte, die die Heilung beobachtet und bestätigt hatten, bezeichneten Mesmer danach als Schwindler. Aus unserer heutigen Sicht scheint es, als sei die Blindheit psychosomatisch gewesen und von Mesmer vorübergehend unterbrochen worden. Und sicher verstärkt dies den Eindruck, daß er ein Meister der Hypnose war, ob er nun beabsichtigte, diese Fähigkeit zu nutzen, oder nicht. Falls er sich ihrer überhaupt bewußt war.

Meister der Hypnose

Darüber hinaus goß Mesmer, wenn auch wohl unwissentlich, Öl

ins Feuer der Kontroverse, weil er eine Begabung für das Dramatische hatte. Um dem rapide wachsenden Bedarf nach seinen Kuren gerecht zu werden, behandelte er mehr und mehr Patienten auf einmal. Er ließ sich in Paris nieder und eröffnete einen Heilsalon, wo nicht weniger als 20 Patienten gleichzeitig um einen mit Wasser, Eisenspänen und herausragenden Stäben gefüllten hölzernen Bottich herumsaßen. Die Patienten hielten sich an den Eisenstäben fest, durch die der magnetische Einfluß ihre Körper erreichen sollte. Manchmal faßten sich die Patienten an den Händen oder wurden durch eine Schnur miteinander verbunden, um den Fluß der inzwischen berühmten universalen Flüssigkeit zu erleichtern.

»Assistierende Magnetiseure« arbeiteten mit Mesmer und erteilten Instruktionen während der Behandlungen, die in einem äußerst theatralischen Ambiente mit Spiegeln, leuchtend bunten Stoffen, Lichtern und dramatischer Musik stattfanden – was alles darauf angelegt war, den Erfolg der Therapie zu fördern (Mesmer glaubte, daß Spiegel und Musik die Kommunikation der universalen Flüssigkeit intensivierten). Der extravagante Mesmer erschien regelmäßig in einer eleganten Seidenrobe und trug einen Glasstab mit sich, den er neben seinen Händen dazu benutzte, die Übertragung des von ihm ausgehenden tierischen Magnetismus zu koordinieren und zu unterstützen.

Die Patienten zeigten sich mal verzückt, mal furchtsam, mal verfielen sie in Zuckungen und wurden dann in einen Ruheraum gebracht. Man ging davon aus, daß die Person mit dem Erwachen von ihren hysterischen Ausbrüchen geheilt sein würde. Die Patienten waren »mesmerisiert«, und dieses Wort hält sich als gelegentliches Synonym für hypnotisiert bis heute. Angesichts seines seltsamen Auftretens und seiner so zahlreichen angeblichen Heilungen ist es leicht zu verstehen, warum viele Ärzte und Wissenschaftler Mesmer als effektheischenden Schwindler ansahen. Doch im Paris seiner Zeit war er gefeiert. Begeisterte Anhänger strömten in Scharen herbei, um geheilt zu werden. Wohlhabende Pariser standen in langen Schlangen an, um an den Erfahrungen teilzuhaben, die sein Ruhm versprach. Zu seinen Förderern gehörte der französische Staatsmann Marquis de La Fayette, zu der Zeit ein Held des amerikanischen Unabhängigkeitskrieges, der seinem Freund George Washington Briefe schrieb, in denen er Mesmer empfahl und ein Loblied auf den tierischen Magnetismus sang.

Die Patienten waren »mesmerisiert«

Im Bemühen, die Kontroverse zu klären – und vielleicht, um den Verlust ihrer reichen Patienten an Mesmer zu stoppen –, überzeugten 1784 gegnerische Ärzte und die Französische Akademie der Wissenschaften König Louis XVI, eine Kommission einzurichten, um ein für allemal festzustellen, ob Mesmers Behandlung wissenschaftlich haltbar sei. Der Hauptstreitpunkt, der von diesen Männern geklärt werden sollte, war die Frage, ob Mesmer eine neue physikalische Flüssigkeit entdeckt hatte oder nicht.

Die Kommission beobachtete Patienten, die mit verbundenen Augen vor kraftvollen Magneten saßen, und bat sie, ihre Wahrnehmungen zu beschreiben. Sie verglich die Antworten mit denen, die gegeben wurden, nachdem die Magnete ohne das Wissen der Versuchspersonen gegen unechte ausgetauscht worden waren. Wie bei diesem stark vereinfachten Test kaum anders zu erwarten, sprachen die Resultate nicht gerade für Mesmer. Einige Versuchspersonen reagierten auf magnetische Effekte auch dann, wenn die wirklichen Magnete gar nicht da waren.

Das Gremium schloß daraus, daß es keinen Beweis für eine magnetische Flüssigkeit gebe und daß die magnetische Heilung ein Resultat dessen sei, daß der Patient an sie glaube, und auf den Einfluß von Imagination, Suggestion und Imitation zurückzuführen sei. Sein Bericht begann mit der Behauptung: »Tierischen Magnetismus mag es vielleicht geben, ohne daß er von Nutzen wäre, aber er kann nicht von Nutzen sein, wenn er nicht existiert.«

Einfluß von Imagination, Suggestion und Imitation

Mesmer bat nun darum, man möge Patienten mit verschiedenen hartnäckigen neuropsychiatrischen Problemen auswählen und die Resultate seiner Behandlung mit denen der besten konventionellen Behandlung vergleichen. Das Gremium weigerte sich. Öffentliche Sitzungen, die vor der Akademie abgehalten wurden, um Mesmers Ideen zu erörtern, arteten in Chaos aus, und schließlich wurden seine These und sein System verworfen. Über die Beschlüsse in Paris verständlicherweise verärgert, kehrte Mesmer nach Deutschland zurück, wo er im Alter von 81 Jahren starb. Die Kontroverse, die seine Ideen ausgelöst hatten, war damit aber keineswegs beigelegt. In vielerlei Hinsicht hält sie bis heute an.

Weitere Fortschritte, die zum heutigen Verständnis der Magnetfeldtherapie wesentlich beigetragen haben, wurden im späten 18. Jahrhundert von Luigi Galvani gemacht, einem Medizinprofessor an der Universität von Bologna, sowie von Alessandro Volta, einem Physiker an der Universität von Pavia. Galvani beobachtete als erster, wie die Beine eines Frosches zuckten, wenn sie mit Eisen in Berührung kamen. Er schloß daraus, wenn auch nicht ganz richtig, daß in den Nerven Elektrizität versteckt sei. Volta ging mit Galvanis Beobachtung einen Schritt weiter und folgerte, daß eine bislang unentdeckte Form von Elektrizität existiere (zu der Zeit war nur die statische Elektrizität bekannt). Seine Untersuchungen führten ihn zur Erfindung der Batterie.

Galvanis Froschexperimente

Von 1799 bis 1804 unternahm der deutsche Naturwissenschaftler

Alexander von Humboldt

und Staatsmann Alexander von Humboldt eine Forschungsreise durch Südamerika, Kuba und Mexiko. Aus seinen Messungen schloß Humboldt, daß die magnetische Intensität der Erde vom Breitengrad abhängig sei. Im Anschluß an seine Untersuchungen organisierte er die erste simultane Beobachtung des geomagnetischen Feldes an verschiedenen Orten auf der ganzen Welt.

die Magnetische Gesellschaft Göttingen

Im frühen 19. Jahrhundert rief Humboldt zusammen mit dem deutschen Physiker Wilhelm Weber, der 1833 einen elektromagnetischen Telegraphen konstituierte, und dem deutschen Mathematiker und Astronomen Carl Friedrich Gauss, der ein absolutes System magnetischer Einheiten vorschlug, die Magnetische Gesellschaft Göttingen ins Leben. Von 1836 bis 1841 wurden in nichtmagnetischen Baracken an 50 Orten auf der ganzen Welt simultane Beobachtungen des magnetischen Feldes der Erde gemacht. Diese Unternehmung markierte den Beginn eines internationalen magnetischen Beobachtungssystems. Kurz danach, im Jahr 1847, wurde am Observatorium von Greenwich in der Nähe von London das fotografische Aufnahmegerät eingeführt, das eine wirklich kontinuierliche Aufzeichnung des geomagnetischen Feldes der Erde ermöglichte.

Das elektrische Zeitalter erschüttert die Magnettherapie

Medizinische Lehrbücher widmeten dem Magnetismus ganze Kapitel

Als der deutsche Physiker Heinrich Hertz 1888 mit Hochfrequenzen elektromagnetische Wellen erzeugte und der amerikanische Erfinder Nikola Tesla die Chicago World's Fair 1893 mit dem ersten Wechselstromsystem in Erstaunen versetzte, war die Bühne für medizinische Durchbrüche bereitet. Zur Jahrhundertwende betrachteten medizinische Schulen die Elektrotherapie, ganz wie die Radiologie, als legitimes Studiengebiet, und medizinische Lehrbücher widmeten dem Magnetismus und der Elektrizität zur Behandlung einer Anzahl von neurologischen und emotionalen Störungen ganze Kapitel.

elektromagnetische Therapie

In Erinnerung an Mesmer fingen die Ärzte wieder an, die elektromagnetische Therapie zu nutzen, um alle Arten von Schmerzen zu erleichtern und auch seelische Störungen, Arthritis, Schlafstörungen und Kopfschmerzen zu behandeln. Oft genug wurden die Leute, da alle Arten von Scheintheorien und merkwürdigen Apparaten angeboten wurden, alle von großartigen Versprechungen begleitet, vom Magnetismus als Kur enttäuscht. Außerdem sorgten nach dem Zweiten Weltkrieg medizinische Fortschritte auf chemischer Basis für Heilmittel wie Antibiotika und Kortison, die leichter zu berechnen, anzufertigen und zu bemessen waren. Die Magnetfeldtherapie verlor zunächst einmal ihren Reiz.

Der bizarre Fall des Dr. Reich

Viele Leute glauben, daß Dr. Wilhelm Reich, der österreichische Psychoanalytiker, ein Genie war. Manche meinen, er war verrückt. Andere sagen, er war ein Hellseher, der dafür umgebracht wurde, daß er eine Botschaft verbreitete, die die Regierung verärgerte. Was auch immer die Wahrheit sein mag, seine Geschichte hat mit Sicherheit zur heutigen Kontroverse um den Elektromagnetismus beigetragen.

Reich untersuchte die Auswirkungen von Umweltbelastungen wie Elektromagnetismus und Radioaktivität auf den Menschen

Reich, der ein Schüler von Sigmund Freud und 1939 in die USA ausgewandert war, untersuchte die Auswirkungen von Umweltbelastungen wie Elektromagnetismus und Radioaktivität auf den Menschen. Außerdem hatte es ihm eine Substanz angetan, die er »Orgon-Energie« nannte und die, wie er behauptete, als eine Form von Lebensenergie funktionierte. Im Zusammenhang mit seinen Studien des Orgon entwickelte er einen Apparat, den er Orgon-Energie-Akkumulator nannte, ein Gerät, von dem er glaubte, es könne Orgon anziehen und speichern. Er war davon überzeugt, daß man in der Box sitzend seine Energie wieder aufladen könne.

Wie Mesmer und andere »Heilkundige« vor ihm zog Reich enthusiastische Anhänger an. Er war einer der ersten, die Umweltbelastungen, insbesondere Belastungen im Zusammenhang mit nuklearen Explosionen, beklagten. Seiner Ansicht nach würden diese Belastungen den Aktivitäten des Orgon entgegenwirken. In einer konspirativen Aktion erwirkte die Food and Drug Administration eine gerichtliche Verfügung, um Reichs Werben für den Orgon-Energie-Akkumulator zu stoppen. Da er die Verfügung ignorierte, wurde er in ein Bundesgefängnis verwiesen, in dem er 1957 verstarb.

Vielleicht war Reich nur ein Mann, dessen Ideen seiner Zeit voraus waren. Mit Sicherheit aber waren seine Ideen Vorläufer heutiger Besorgnis über die Auswirkungen von Umweltbelastungen und den Einfluß elektromagnetischer Felder auf den menschlichen Körper. Dank der Entwicklung verfeinerter wissenschaftlicher Geräte und dank neuer Studien wissen wir jetzt, daß elektromagnetische Felder tatsächlich biologische Auswirkungen haben können.

Magnete heute

bemerkenswert positive Resultate

Wie wir im nächsten Kapitel zeigen werden, haben Forscher bemerkenswert positive Resultate erzielt, indem sie schwache Elektromagnete oder Dauermagnete unterschiedlicher Stärke anwandten, um die Heilung von Wunden oder Knochenbrüchen zu beschleunigen oder um Angstzustände, Depressionen, Schlaflosigkeit und sogar manche Krebsarten zu behandeln. Schmerzleidenden konnte durch künstliche Anästhesie geholfen werden, und vielfach konnte eine ganze Palette chronischer Schmerzen gelindert oder beseitigt werden.

Heutzutage ist die Magnetfeldtherapie anerkannt

Heutzutage ist die Magnetfeldtherapie in Deutschland, Japan, Israel, Rußland und vielen weiteren Staaten bei der Behandlung von Arthritis, Kreuzschmerzen, Bursitis, dem Karpaltunnelsyndrom, Kopfschmerzen, Nebenhöhlenschmerzen, Tennisellenbogen und vielen anderen entzündlichen, orthopädischen und neurologischen Problemen medizinisch anerkannt.

Magnetismus ist so alt wie die Erde selbst

Der Magnetismus ist eine Kraft, die so alt und fundamental ist wie die Erde selbst. Darüber hinaus haben sich seine nützlichen medizinischen Effekte vermutlich angedeutet, seitdem es Menschen gibt. Aber jahrhundertelang war unbekannt, wie oder warum Magnete wirken. Viel Magie und Wunderglaube mischten sich in die Behandlungen, wodurch die Magnetfeldtherapie in Verruf geriet. Mit der modernen Medizin schließt sich nun der Kreis. Wir sind, wie Robert O. Becker es ausdrückte, von den mysteriösen Energien der Schamanen zu einem wissenschaftlichen Verständnis der Lebensenergien des Körpers fortgeschritten. »Was dabei zum Vorschein kommt, ist ein neues Paradigma des Lebens, der Energie und der Medizin.«

Kapitel 3: Magnete wirken

Über Jahrhunderte hat sich die Anwendung von Magneten zur Linderung oder Beseitigung von Schmerzen bewährt. Aber ist das beweisbar?

Anwendung von Magneten zur Linderung oder Beseitigung von Schmerzen

Brenda Adderly, die Koautorin dieses Buches, litt, während sie ihr vorhergehendes Buch schrieb, etwa sechs Monate an chronischen Kreuzschmerzen (wahrscheinlich weil sie viele Stunden am Tag wie angewachsen vor ihrem Computer gesessen hatte). Sobald sie anfing, an diesem Buch zu arbeiten, kehrten die Schmerzen zurück und wurden sogar schlimmer. Dem Thema dieses Buches entsprechend schnallte sie sich sofort einen Magneten auf den Rücken. Innerhalb weniger Stunden ließen die Schmerzen nach. Nach drei Tagen waren sie verschwunden, und sie ist jetzt, auch ohne den Magneten zu tragen und egal, wie viele Stunden sie vor ihrem Computer sitzt, frei von Schmerzen. Sicherlich ein Beweis, daß Magnete wirken.

Nein, nicht wirklich. Was Brenda erlebte, könnte, auch wenn es sicher sehr angenehm war, vom Placeboeffekt des Magneten herrühren. Da sie an die Wirksamkeit von Magneten glaubte, könnte ihr ihr Gehirn gesagt haben, daß sie keine Schmerzen habe, und sie könnte sich schlicht geweigert haben, sie zu empfinden. Mesmer läßt grüßen!

Natürlich sagt uns der gesunde Menschenverstand, daß ungefähr 40 Millionen Japaner nicht durchweg zum Glauben verleitet werden könnten, daß Magnete tatsächlich wirken und daß Acetylsalicylsäure (ASS) und andere Analgetika (zu denen sie natürlich genauso leicht Zugang haben wie Amerikaner und Europäer) oftmals nicht nötig sind. Trotz des gesunden Menschenverstandes und trotz einer enormen Anzahl von Menschen, die denselben Nutzen gezogen haben, bleibt der Placeboeffekt doch eine theoretisch mögliche Erklärung.

Placeboeffekt

Um zu beweisen, daß Dauermagnete Schmerzen erleichtern können, müssen wir auf sorgfältig kontrollierte Studien an vergleichbaren Gruppen von Menschen zurückgreifen, von denen einige ihre Schmerzen durch die Anwendung von Magneten linderten, während andere, die Metallstücke verwendeten, von denen sie glaubten, sie seien magnetisiert, bedeutend weniger Schmerzreduzierung verspürten.

Klar, das ist ein bißchen viel verlangt. Magnetfeldtherapie führt nur gelegentlich zu umgehenden Resultaten. Normalerweise erfordert sie einige Tage konstanter Anwendung, und der Unterschied zwischen einem magnetisierten und einem unmagnetisierten Stück Metall ist nicht schwer herauszufinden (besonders wenn mehr als ein einzelner Magnet beteiligt ist).

Wie kann man den Placeboeffekt herausfinden? Zum Beispiel könnten Menschen eine Halskette mehrerer aufgereihter Magnete tragen. Höchstwahrscheinlich würden sie ziemlich schnell merken, wenn sie davon nicht magnetisiert wären. Von daher ist die Durchführung einer wirklich placebo-kontrollierten Studie außerordentlich schwierig.

Eine alternative Methode, die Wirksamkeit der Magnetfeldtherapie zu beweisen, wäre die Plazierung zweier Metallstücke (eins magnetisiert, das andere nicht) auf gegenüberliegende, gleichermaßen schmerzende Körperteile – zum Beispiel auf zwei arthritische Hände. Auch hier ergeben sich zwei offensichtliche Probleme: Zum einen sind Schmerzen in zwei Bereichen des Körpers selten identisch. Zum anderen würde der Leidende wahrscheinlich auch hier erraten, welches der beiden Metallstücke magnetisiert ist, es sei denn, die Wirkung der Magnete träte sehr schnell ein.

Ein dritter Weg, einen placebo-kontrollierten Test an Menschen durchzuführen, ist die Verwendung wirklicher Magnete abwechselnd mit unmagnetisierten Metallstücken bei derselben Person, um festzustellen, ob es unterschiedliche Resultate gibt. Auch hier ist die Wahrscheinlichkeit groß, daß die Benutzer entdecken, welches Metallstück ein Magnet und welches keiner ist, und von daher bleiben auch die Resultate eines solchen Tests fragwürdig.

Schließlich gibt es die Möglichkeit der Tierversuche. Hier spielt der Placeboeffekt offensichtlich keine Rolle, dafür ergeben sich aber andere Probleme. Wie erfährt man von Tieren vom Maß der Schmerzlinderung?

nur wenige Studien mit unbestreitbar exakten Protokollen

Zieht man diese Probleme, die bei einer genauen Messung der Effekte von Dauermagneten auf Schmerzen entstehen, in Betracht, so ist es kaum verwunderlich, daß nur wenige Studien mit unbestreitbar exakten Protokollen durchgeführt worden sind. Dennoch existieren, wie dieses Kapitel aufzeigen wird, genügend Beweise, um die meisten von uns davon zu überzeugen, daß die Magnetfeldtherapie wirkt. Andererseits gibt es immer einige unverbesserliche Skeptiker, die alles anzweifeln, bis auch der letzte Zweifel ausgeräumt ist.

Der Stand der Forschung

Bevor wir zu den Beweisen kommen, die unsere Behauptung über die Wirksamkeit des statischen Magnetismus (der Dauermagneten) bei der Schmerzlinderung stützen, sei uns erlaubt, etwas abzuschweifen und zu erörtern, welche Bedeutung, falls überhaupt, die umfassende Erforschung des Elektromagnetismus haben mag.

die umfassende Erforschung des Elektromagnetismus

Aus drei entscheidenden Gründen ist auf diesem Gebiet weit mehr Forschung betrieben worden. Der erste ist, daß die elektromagnetische Therapie aufgrund ihrer Natur üblicherweise in einem Krankenhaus oder einem Labor durchgeführt wird und daher leicht zu kontrollieren ist. Der zweite ist, daß die Dauer einer jeden Behandlung kurz ist (wenn sie auch täglich wiederholt werden und sich über eine große Zeitspanne erstrecken mag) und, da die Patienten den pulsierenden Magnetismus nicht wahrnehmen (außer natürlich in dem Maß, indem er ihren Zustand verbessert), die Test- und Kontrollgruppen leicht in Unkenntnis darüber gelassen werden können, ob sie tatsächlich eine elektromagnetische Behandlung bekommen oder nicht. Bei der Kontrollgruppe schaltet der Forscher die Maschine einfach nicht ein. Folglich können Test- und Kontrollgruppen genau verglichen und der Placeboeffekt ziemlich leicht geklärt werden.

Und schließlich können die Resultate leichter gemessen werden, da der Elektromagnetismus häufig angewandt wird, um objektiv meßbare Verfassungen zu kurieren (im Gegensatz zur Schmerzlinderung, die weitgehend subjektiv ist). Es ist weniger wahrscheinlich, daß die Zeit, die ein Knochen braucht, um zusammenzuwachsen, von der Hoffnung des Leidenden beeinflußt wird, daß die Behandlung wirkt. Wenn dieses Experiment außerdem an einem Tier durchgeführt und bewiesen wird, daß elektromagnetische Kraft den Pferdeknochen dazu bewegt, beträchtlich schneller zusammenzuwachsen als unter ansonsten identischen Bedingungen, dann erledigt sich jede weitere Debatte von selbst.

Somit stellt sich die äußerst wichtige Frage, ob und inwieweit die Forschung an elektromagnetischen Behandlungen für Therapien mit Dauermagneten relevant ist.

Um unsere Überlegungen zusammenzufassen: Die Forschungsergebnisse über die Wirkungen des Elektromagnetismus sind zwar nicht vollständig auf den statischen Magnetismus übertragbar, bieten aber starke Indizien, die die Effizienz der Dauermagneten in der Schmerzbehandlung stützen. Verbunden mit den direkten Studien über den permanenten Magnetismus sind die Beweise in der Tat zwingend.

Diese Einschätzung wird von vielen geteilt. Dr. Ronald Lawrence ist nur ein Beispiel.

Lawrence ist klinischer Professor der Medizin an der Universität in Los Angeles, Absolvent des British Institute of Homeopathy und ein geübter Akupunkteur, der diese alte Heilkunst in China studierte. Er hat eine lange und anerkannte Karriere in der Schmerzmedizin hinter sich. Vor vielen Jahren gründete er gemeinsam mit John Bonita die Association for the Study of Pain. Später leitete er an der Universität von Washington die erste Schmerzklinik der Welt.

Osteopunktur

Lawrence erfand im Grunde die Osteopunktur (die Akupunktur der Knochen) und wurde in den achtziger Jahren von der chinesischen Regierung eingeladen, sie in der Behandlung von Schmerzen zu beraten. Seit mehr als einem Jahrzehnt ist Lawrence in allen Fragen der alternativen Medizin Sprecher der Los Angeles County Medical Association. Bis Mitte 60 blieb er ein konkurrenzfähiger Marathonläufer und war »zur Abwechslung« als offizieller Arzt an einer erfolgreichen Besteigung des Mount Everest beteiligt. Sein bemerkenswertes Leben macht ihn zusammen mit seinem Wissen, seiner Erfahrung und seinen Leistungen in der traditionellen wie in der alternativen Medizin zu einer Autorität, der zuzuhören sich lohnt.

! »Ich habe mit der Anwendung von Dauermagneten eine Quote von 85prozentiger Effektivität (in der Schmerzerleichterung) erzielt«, erklärte Lawrence. »Höher, als man jemals hätte erwarten können, und besser als die meisten Arzneien.«

Dann fuhr er fort, im Detail zu erläutern, warum sie aus seiner Sicht in einem gewissen Maß auf dieselbe Art wirken wie Elektromagnete. »Ich glaubte früher, daß die Mechanismen sehr unterschiedlich seien. Nun stelle ich fest – und einige Forschungen zeigen es –, daß unveränderliche oder permanente Magnete ihre Wirkung tun, indem sie sich pulsierende Felder schaffen aufgrund der Bewegung ihrer Träger ... Man rollt sich im Bett herum. Man steht auf und läuft. Man erzeugt ein sich bewegendes Magnetfeld, weil der Körper sich bewegt.

Dauermagnete wirken aufgrund der Bewegung ihrer Träger

Faraday war derjenige, der uns gezeigt hat, daß, bringt man ein Metallstück in ein Magnetfeld, ein elektrischer Strom in dem Metall erzeugt wird. Und ein Nerv ist mit einem Leitungsdraht vergleichbar.

Also versuche ich Ströme zu messen, die im Finger erzeugt werden, indem man einen Magneten auf das Handgelenk legt.«

Dr. W. Ross Adey, ein emeritierter Professor der Medizin (Neurologie) an der kalifornischen Loma-Linda-Universität, neigt zu einer ganz ähnlichen Sichtweise. Er kommt zu einem Schluß, der mit dem von Lawrence vergleichbar ist, wenn er sagt:

»Nach Faradays historischer Forschung entstehen elektromagnetische Felder aus sich bewegender elektrischer Ladung. Folglich kann jede gewebliche Interaktion mit permanenten Magnetfeldern nur aufgrund sich bewegender elektrischer Ladungen auftreten – durch Ionen, sich bewegende Zellen im Blut oder die Bewegung des ganzen Körpers durch permanente Magnetfelder.«

Elektromagnetische Felder entstehen aus sich bewegender elektrischer Ladung

Trifft Lawrences Theorie zu, dann gibt es bedeutende Ähnlichkeiten zwischen permanentem und elektrischem Magnetismus. Diese Ähnlichkeiten würden erklären, warum so viele Menschen (und Tiere) von Dauermagneten genauso oder fast genauso zu profitieren scheinen wie von Elektromagneten.

bedeutende Ähnlichkeiten zwischen permanentem und elektrischem Magnetismus

Dennoch gibt es auch Unterschiede zwischen pulsierendem Elektromagnetismus und permanentem Magnetismus, und der Leser sollte nun nicht den Fehler machen, zu glauben, die beeindruckenden positiven Erkenntnisse über die Wirksamkeit des pulsierenden Elektromagnetismus allein bewiesen zwangsläufig die Effektivität von Dauermagneten. Der Beweis, daß Dauermagnete wirken – und daß die endlosen Zeugnisse über ihre Effektivität mehr sind als Fehlbeobachtungen aufgrund des Placeboeffekts –, muß auf der eingeschränkten Forschung mit Dauermagneten selbst beruhen.

Wie sich Elektromagnetismus und permanenter Magnetismus unterscheiden

Pulsierender Elektromagnetismus und permanenter Magnetismus unterscheiden sich in zweierlei Hinsicht. Zum einen kann Elektromagnetismus erheblich stärker sein. Wie wir im 1. Kapitel erörtert haben, können in Elektromagneten weit höhere Gauß-Level erreicht werden als in Dauermagneten. Praktisch spielt das jedoch kaum eine Rolle, da unzählige Studien elektromagnetischer Therapie (und dies gilt für fast alle Forschungen, die wir erörtern werden) auf einem Magnetismus basierten, der nicht stärker war als der, der mit Dauermagneten erreicht werden kann.

Elektromagnetismus kann erheblich stärker sein

Außerdem gibt es umfassende Untersuchungen über die Anwendung sehr niedriger magnetischer Level zu therapeutischen Zwecken und ein starkes theoretisches Argument, warum solche vorzuziehen seien. Die Theorie, der beinahe jeder (wie wir im 5. Kapitel erörtern werden) zustimmt, ist, daß ein Teil der Effektivität mit der Interaktion der körpereigenen Magnetenergie zusammenhängt. Der Level der elektrischen Impulse des Körpers und folglich auch der Magnetfelder, die sie erzeugen, ist zwar vital, aber äußerst niedrig.

Demnach würde es von keinem großen Nutzen oder Vorteil sein, hohe Level von äußerem Magnetismus anzuwenden, um die niedrigen Level des inneren Magnetismus zu beeinflussen.

Erschlägt man eine Fliege mit einer zusammengerollten Zeitung, bringt sie das genauso zu Tode, als würde man sie mit einem Vorschlaghammer attackieren, und die größere Geschicklichkeit, die die Zeitung erlaubt, macht es sehr viel wahrscheinlicher, daß man die Fliege mit dem ersten Schlag erwischt.

pulsierende Eigenschaft des Elektromagnetismus

Der zweite Unterschied zwischen den beiden Arten von Magnetismus ist die pulsierende Eigenschaft des Elektromagnetismus. Auch wenn viele der beeindruckendsten Resultate der elektromagnetischen Therapie mit sehr niedrigen Frequenzen (bis zu zwei Hertz) erzielt wurden, so bleibt es doch eine Tatsache, daß sich der gepulste Magnetismus vom permanenten Magnetismus unterscheidet wie etwa ein massierender Duschkopf von einer normalen Dusche oder wie sich eine Massage, bei der ein vibrierendes Instrument Druck erzeugt, von einer Massage mit demselben Druck ohne Vibration unterscheidet. Wie Dr. Riva Sanseverino vom Institut der menschlichen Physiologie an der Universität von Bologna und seine Kollegen in ihrer elfjährigen Studie an 3014 Patienten aufzeigten, »sind unterbrochene Stimulationen effektiver als die kontinuierlichen, da sensible Rezeptoren und reizbare Membranen für gewöhnlich mit Energievariationen stimuliert werden«.

Es fällt nicht schwer, diesen Forschern zuzustimmen, vor allem weil Ausmaß und Umfang der Studie so beeindruckend sind. Klar ist, daß sie damit nicht andeuten wollen, ununterbrochene Stimulation sei unwirksam; nur erzielten Energievariationen bei der Behandlung mehr Wirkung. Wir haben keinen Grund, dies zu bezweifeln, aber solche Behandlungen sind, wenn auch effektiver, doch für viele Patienten nicht praktikabel.

Dauermagnete mögen zwar pro Behandlung weniger wirksam sein, haben dafür aber den Vorteil, jedem Patienten zu jeder Zeit zur Verfügung zu stehen.

Was für den Elektromagnetismus spricht

Wir wollen unsere Diskussion über Elektromagnetismus und Dauermagnete fortsetzen, indem wir die Untersuchung Sanseverinos detaillierter beschreiben.

die Untersuchung Sanseverinos

Diese Studie, die 1992 im »Panminerva Med«, einem anerkannten italienischen Medizinjournal, veröffentlicht wurde, beschäftigt sich mit der Wirkung gepulster Magnetfelder auf chronische und akute Schmerzen bei der Erkrankung verschiedener Gelenke mit phlogistischem Verlauf (phlogistisch, wörtlich »entzündlich«, meint einen entzündeten Bereich oder eine Entzündung, verbunden mit sehr großen Schmerzen). Die Forscher erklären: »Es wurden optimale Parameter für die Magnetfeldanwendung gesucht und anschließend elf Jahre lang angewandt.«

3014 Patienten wurden pulsierten Magnetfeldern mit extrem niedrigen Frequenzen ausgesetzt. Die daraus resultierende Schmerzerleichterung, verbesserte Beweglichkeit der Gelenke und Erhaltung der neuen Konditionen wurden zwischen »gut« und »dürftig« eingestuft. Die Forscher erstellten sorgfältige statistische Analysen ihrer Erkenntnisse, um sicherzustellen, daß »die Resultate nicht zufällig waren«.

Die Resultate waren überwältigend

Das waren sie sicher nicht. Sie waren überwältigend. Im Durchschnitt gab es 78,8 Prozent »gute« und 21,2 Prozent »dürftige« Resultate. Dazu kam, daß die Kriterien für ein »gutes« Ergebnis sehr hart waren. Leichte Besserungen reichten nicht aus. Vielmehr bedeutete »gut« mindestens das Verschwinden der Schmerzen im betroffenen Bereich, eine 40- bis 50prozentige Zunahme der Beweglichkeit der Gelenke nach einer einzigen Behandlung, die bei wiederholter Behandlung auf 50 bis 100 Prozent stieg, und die Erhaltung des Nutzens einer jeden Behandlung.

Die Qualität dieser Resultate sprach eindeutig für sich. Aber die Forscher waren noch in zwei weiteren Punkten sehr sorgfältig und steigerten damit den Wert ihrer Erkenntnisse: Der erste hatte mit Sicherheit und Nebenwirkungen zu tun, die sie ziemlich gründlich studierten (und mit denen wir uns im nächsten Kapitel beschäftigen). Sie kamen zu der Überzeugung, daß es dabei überhaupt keine Probleme gab. »Negative Resultate und unerwünschte Nebeneffekte wurden zu keiner Zeit beobachtet«, bemerkten sie trocken.

Natürlich ist es noch immer denkbar, diese ganze Geschichte als Resultat des Placeboeffekts abzutun. Aber auch hier waren die Forscher sehr sorgfältig. Im Verlauf dieser Untersuchung führten sie einen Doppelblindversuch durch (was bedeutet, daß weder die Patien-

Doppelblindversuch

ten noch die Forscher wußten, wer die wirkliche Behandlung und wer den Köder beziehungsweise die Placebobehandlung bekam), um zu beweisen, daß die Resultate von physischer und nicht von psychischer Herkunft waren. Zu diesem Zweck wurden einige Patienten ausgewählt, die derselben Prozedur ausgesetzt wurden wie andere, nur daß der Magnetfeldgenerator ausgeschaltet blieb. Weder die Patienten noch der Physiotherapeut waren sich der Kontrolle bewußt. »Da bereits alle 142 Patienten Magnetfelderfahrung hatten«, schrieben die Forscher, »waren sie von dem vollkommenen Ausbleiben irgendeines Nutzens der Kontrolltherapie überrascht.« Eine Woche nach der unechten Magnetfelderfahrung erhielten sie eine reguläre Magnetfeldbehandlung, die überwiegend zu den gleichen Resultaten führte wie in der Vergangenheit. Anschließend wurden sie über die Kontrolltherapie informiert.

In Anbetracht der Länge und des Umfangs der gesamten Untersuchung sowie der Eliminierung jeder vorstellbaren Möglichkeit, daß die Resultate von einem Placeboeffekt herrührten, ist es nicht verwunderlich, daß die Forscher zu dem Schluß kamen, daß die Magnetfeldtherapie aufgrund des hohen Prozentsatzes an guten Resultaten und des Ausbleibens negativer Resultate wie auch unerwünschter Nebenwirkungen eine exzellente physikalische Therapie für Gelenkerkrankungen ist.

exzellente physikalische Therapie für Gelenkerkrankungen

Eine Studie über Nackenschmerzen

spezifischer Doppelblindversuch

Ein viel kleinerer, traditionellerer und spezifischerer Doppelblindversuch wurde am Mater Misericordiae Hospital im irischen Dublin durchgeführt. Dort untersuchten Forscher 20 Patienten mit Nackenschmerzen, die mindestens acht Wochen angehalten hatten. Während der ersten drei Wochen der Untersuchung wurden zehn Patienten einem elektromagnetischen Feld mit schwacher Energie, aber hoher Frequenz ausgesetzt. Die anderen zehn Patienten (die Placebogruppe) wurden derselben Prozedur unterworfen, aber ohne daß irgendeine magnetische Kraft verwendet wurde. Am Ende der dreiwöchigen Periode berichteten neun von den zehn Patienten, die wirklich behandelt worden waren, von »etwas« bis »viel« weniger Schmerzen. Mit ihren Aussagen korrespondierte ihre wachsende Beweglichkeit. Nur zwei der Patienten in der Placebogruppe berichteten von irgendwelchen Besserungen.

wachsende Beweglichkeit

Während der folgenden drei Wochen trugen alle 20 Patienten elektromagnetische Halsketten. Am Ende dieser Zeit empfanden 17 von den 20 zumindest »leichte« Besserungen, woraus die Forscher den

Schluß zogen, daß diese Art der elektromagnetischen Behandlung »häufig erfolgreich und ohne Nebenwirkungen« sei.

Eine Fallstudie über Parkinsonsche Krankheit

Eine ganz andere, auf ihre Art aber genauso überzeugende Studie wurde von Dr. Reuven Sandyk und seinen Mitarbeitern an der Democrition-Universität von Thrakien in Griechenland durchgeführt. Diese Untersuchung, die Fallgeschichte einer einzelnen Person, wurde 1992 in der renommierten Fachzeitschrift »International Journal of Neuroscience« veröffentlicht. Sie befaßte sich mit den Wirkungen sehr schwacher elektromagnetischer Felder auf Dyskinesie (unkontrollierbare Bewegungen), die oft bei Parkinson-Patienten als Nebenwirkung des Medikaments Levodopa auftritt. Wie Sandyk (der, nebenbei bemerkt, umfangreiche Forschungen mit einer Vielzahl magnetischer Therapien betrieben hat) erklärt: »Trotz ihrer Wirksamkeit (in der Behandlung der Parkinsonschen Krankheit) ist die andauernde Levodopa-Therapie mit verschiedenen Komplikationen verbunden, wozu psychiatrische Symptome und unfreiwillige Bewegungsstörungen gehören, die beide ihre Langzeitanwendung einschränken.«

Fallgeschichte einer einzelnen Person

Die Forscher beschrieben detailliert die Nebenwirkungen des Medikaments, unter denen ihr 62jähriger Patient litt. Bei ihm war 1980 die Parkinsonsche Krankheit diagnostiziert worden, und er konnte die Krankheit acht Jahre lang durch die Einnahme von Levodopa kontrollieren. Von der Parkinsonschen Krankheit abgesehen, war er in jeder Hinsicht gesund, bis die dyskinetischen Symptome auftraten. Und die waren wirklich ziemlich unangenehm. Innerhalb von 30 bis 45 Minuten nach der Einnahme einer Dosis Levodopa erlebte der Mann mehrere dyskinetische und dystonische (zuckende, krümmende, beugende und spastische) Bewegungen des Gesichts, des Nackens, der Gliedmaßen und des Rumpfes. Sie dauerten bis zu zwei Stunden an, schränkten seine täglichen Aktivitäten stark ein und begrenzten seine Möglichkeiten, sich um sich selbst zu kümmern. Jeden Morgen erlebte der Patient schmerzhafte Anspannungen seines rechten Fußes und einen fast ununterbrochenen dumpfen Schmerz in der linken Schulter und in den unteren Rückenmuskeln. Die Forscher berichteten, daß der Patient »einen gequälten und ängstlichen Eindruck« machte.

Um das Problem anzugehen, setzten die Forscher für nur sechs Minuten den Kopf des Patienten einem extrem schwachen elektromagnetischen Puls aus. Die Frequenz der Stimulation betrug zwei Hertz und die Intensität des magnetischen Feldes winzige 7,5 Picotesla (ein Picotesla ist ein Billionstel Tesla; 1 Tesla = 10 000 Gauß).

spektakuläre Resultate

Innerhalb eines einzigen Tages kam es zu spektakulären Resultaten. Der Mann konnte sich wieder ohne Hilfe und schnell aus seinem Stuhl erheben. Sein Gang wurde fast normal, und seiner Einnahme von Levodopa folgten nur noch wenige rasche unfreiwillige ruckartige Bewegungen. Der Patient berichtete, daß er keine Steifheit mehr erlebte und keine Schwierigkeiten hatte, sich im Bett umzudrehen. Die schmerzhaften Anspannungen des rechten Fußes traten nicht mehr auf, und die Schmerzen in Schulter und Rückenmuskeln waren verschwunden. Die Krönung all dessen aber war, daß der Patient sowohl in bezug auf seine Entspannung als auch auf seine sexuelle Erregbarkeit von deutlichen Besserungen berichtete!

Folge eines Placeboeffekts?

Es liegt auf der Hand, daß es bei der Behandlung keine Kontrolle geben kann, und der berühmte Placeboeffekt könnte für all diese Besserungen verantwortlich sein. Dennoch scheint das in einem solch extremen Fall eher unwahrscheinlich. Die Nebenwirkungen, die der Patient zu ertragen hatte, sind wohlbekannt dafür, einige Zeit nach dem Beginn der Behandlung mit Levodopa aufzutreten. Aber ihr Auftreten nach erst acht Jahren macht es um so wahrscheinlicher, daß sie physischer und nicht psychosomatischer Natur waren. Der Nutzen der Behandlung mit elektrischen Impulsen hielt ungefähr 72 Stunden an. Dann stellten sich die Nebenwirkungen des Medikaments wieder ein, konnten aber durch weitere Anwendung der elektromagnetischen Therapie erneut eliminiert werden. Wir teilen die Überzeugung der Forscher, daß der Fall dieses Mannes »die potentiell starke Wirkung schwacher Magnetfelder in der Behandlung des Parkinsonismus und damit verbundener Komplikationen durch die Levodopa-Therapie« demonstriert, auch wenn »die (elektromagnetische) Wirkungsweise im Parkinsonismus schwer zu definieren bleibt«.

potentiell starke Wirkung schwacher Magnetfelder

Eine Studie über multiple Sklerose

Dr. Reuven Sandyk, inzwischen Mitarbeiter des Tuoro College in Dix Hills in New York, führte eine ebenso interessante Fallstudie über die Wirkung eines extrem schwachen elektromagnetischen Feldes auf eine 55jährige Frau mit multipler Sklerose (MS) durch. MS ist eine verheerende Krankheit, die nach und nach die Fähigkeit zu gehen, frei zu atmen, bequem zu sitzen, zur Blasenkontrolle, zu sehen und schließlich klar zu denken zerstört.

Als die Patientin zu Sandyk kam, war sie in einem schlimmen Zustand. Ihre Beine waren gefühllos. Ohne Stock konnte sie nicht stehen, und gehen war ihr kaum möglich. Sie war inkontinent, d. h., sie konnte ihre Blase nicht kontrollieren, und ihr Reden war verstümmelt und heiser. Sie fühlte sich erschöpft, hatte Erinnerungslücken, und schon leichtes Rechnen fiel ihr schwer. Ihre Sehkraft reichte kaum noch aus, um eine Zeitung zu lesen.

Diese Frau wurde elektromagnetischen Behandlungen ausgesetzt. Die erste Behandlung, die 20 Minuten dauerte, war eine Täuschung; das Gerät war nicht eingeschaltet. Die zweite Behandlung, die genauso lange dauerte, setzte sie einer elektromagnetischen Kraft von 7,5 Picotesla bei einer Frequenz von fünf Hertz aus.

Die Resultate waren selbst nach Dr. Sandyks zurückhaltenden Worten spektakulär: »Während magnetische Placebobehandlung keine Veränderung der motorischen Unfähigkeit oder zeichnerischen Leistung erbrachte, resultierte die Behandlung mit Magnetfeldern in einer beinahe unmittelbaren klinischen Reaktion, wobei die Patientin von einer Besserung der Sehkraft mit klareren und helleren Bildern berichtete.« Sie erhob sich schneller aus ihrem Stuhl, war weniger wackelig und konnte für einige Minuten sogar ohne fremde Hilfe gehen.

Besserung der Sehkraft

Die Frau wurde gebeten, die Zeichnung eines Hauses zu wiederholen, und zeigte eine verbesserte Leistung, indem sie weitere Details hinzufügte, die auf eine Steigerung der »visuokonstruktiven Fähigkeiten« schließen ließen. Eine Woche nach der elektromagnetischen Behandlung berichtete die Frau, daß sie sich während der vergangenen Tage energiegeladener und optimistischer gefühlt habe. Sie sagte, sie fühle sich »klarer« im Kopf und ihre Konzentration habe sich verbessert. Auch schlief sie besser, was zum Teil der »Stabilisierung ihrer Blasenkontrolle« zuzuschreiben war. Ihre Beine fühlten sich stärker an, die Gefühllosigkeit in den unteren Gliedmaßen hatte nachgelassen, und ihr Gleichgewicht war besser.

Gefühllosigkeit in den unteren Gliedmaßen hatte nachgelassen

Auch dies ist wieder die Fallstudie von einer einzigen Patientin, und, wie Sandyk anmerkt, es »sind zweifellos weitere Studien mit größeren Scharen von Patienten erforderlich«. Fürs erste jedoch fügt die Studie dem wachsenden Gebäude aus Beweisen dafür, daß die elektromagnetische Therapie wirkt, eine weitere beeindruckende Bohle hinzu.

Eine Studie über Depression

Wirkung elektromagnetischer Therapie auf schwere Depressionen

Eine andere Gruppe von Wissenschaftlern, geleitet von Dr. Mark George und den National Institutes of Health angeschlossen, hat die Wirkung elektromagnetischer Therapie auf schwere Depressionen untersucht. 1995 berichteten sie über einige ihrer Erkenntnisse. Sie wählten sechs Personen, die auf Medikamente nicht ansprachen (mit einem Durchschnittsalter von 46,5 Jahren) aus, bei denen keine andere Behandlung von großer Wirkung war. Ihnen wurde eine Woche lang jeden Morgen ein schnell wiederholter elektromagnetischer Stimulus verabreicht. Das Gesamtergebnis war zufriedenstellend. Während bei zwei Patienten keinerlei Reaktion erfolgte, zeigten zwei andere eine leichte, aber »bedeutsame« Besserung. Wie die Forscher, die ihre Begeisterung ohne Zweifel nur mit Mühe unterdrückten, beschrieben, hatten die beiden übrigen »eine starke klinische antidepressive Reaktion«.

Die Wissenschaftler stellten fest, daß die einzige bedeutende Nebenwirkung ein leichter Kopfschmerz war, der mit der Einnahme gewöhnlicher Analgetika verschwand. Sie folgerten daraus, daß ihre Pilotstudie demonstriere, daß die Anwendung elektromagnetischer Therapie ein sicheres, höchstwahrscheinlich weitgehend wirksames Verfahren sei. Inzwischen haben sie ihre Arbeit mit Doppelblindversuchen fortgesetzt und berichten von »ermutigenden« Resultaten bei den ersten Testpersonen.

Einige weitere Studien

Manche Studien über die Wirkung des Elektromagnetismus sind so dramatisch, daß die Resultate, auch wenn jegliche Placebokontrolle fehlt, nicht ignoriert werden können. Zu dieser Kategorie gehören viele russische Forschungen, von denen etliche nocht nicht übersetzt sind. Eine typische Studie wollen wir Ihnen vorstellen.

Elektromagnetische Behandlung von Amputierten

Schmerzlinderung

1982 untersuchten V. V. Kuz'menko und Y. D. Katz 240 Amputierte mit Gliederstümpfen und, wie es die Forscher beschrieben, »schmerzhaften Syndromen«. Die Schmerzen wurden mit einem Apparat behandelt, der ein schwaches magnetisches Feld ausstrahlte. Die Resultate: 94 Prozent zeigten eine gewisse Schmerzlinderung, und zwei Drittel von ihnen berichteten, daß die Schmerzen fast vollständig verschwunden seien. Auch wenn der Placeboeffekt ohne Zweifel eine bedeutende Rolle spielte, scheint es doch sehr unwahrscheinlich, daß er für eine derartige Erfolgsrate allein verantwortlich sein könnte. Tatsächlich fand ein Forscherteam der John-Hopkins-

Universität in einer sorgfältig durchgeführten Studie über Placeboeffekte in der elektromagnetischen Therapie heraus, daß nur zehn bis fünfzehn Prozent der Patienten »durchweg auf Behandlungen ansprechen werden, die keine Möglichkeit haben, unmittelbar therapeutisch zu sein«.

Auf der ganzen Welt ist davon berichtet worden, daß gepulste elektromagnetische Felder Heilungen bewirken oder medizinische Probleme stark reduzieren – und so die damit verbundenen Schmerzen lindern oder beseitigen. Allgemein anerkannt ist auch, daß sie zur beschleunigten Wiederherstellung der Knochen, zur Nervenregeneration und zur Heilung von Hautgeschwüren, von Weichteilschäden sowie von Tendinitis beitragen. »Bioelektrische Anwendungen in der Medizin«, ein von sechs herausragenden Forschern 1992 geschriebener Artikel, führt eine erstaunliche Beweissammlung an, die die Wirksamkeit des Elektromagnetismus bei der Instandsetzung von Knochen und Knorpeln, bei der Heilung von Wunden und weichem Gewebe, bei neuralem Gewebewachstum und Regeneration, bei Verhaltensschwierigkeiten, als »akupunkturartige« Schmerzlinderung, bei Modifikationen in der Zirbeldrüsenproduktion von Melatonin, bei Immunsystemeffekten und bei der Behandlung von Arthritis und bei zellulären wie subzellulären Effekten auf Tumore demonstriert. Das ist eine beeindruckende Liste.

Argumente für permanente magnetische Felder

Zerstörung gewisser Krebszellen

Ein äußerst wichtiger medizinischer Nutzen des Elektromagnetismus liegt in der Zerstörung gewisser Krebszellen. Da unser Thema die Schmerzlinderung ist, beabsichtigen wir nicht, allzu tief in dieses Gebiet einzudringen, wollen es aber aus zwei Gründen streifen. Der erste ist, daß wir auf dem Feld der Krebszellenzerstörung das beste Beispiel dafür haben, daß sowohl der Elektromagnetismus als auch der permanente Magnetismus einen ähnlich nützlichen Effekt haben. Natürlich bedeutet dies nicht, daß die beiden Kräfte auf dieselbe Art oder im selben Maß wirken. Es liefert jedoch einen weiteren Hinweis dafür, daß die dramatischen Effekte elektromagnetischer Therapie, wie sie umfassende Forschungen nachgewiesen (und wovon wir hier nur einen kleinen Teil zusammengefaßt) haben, zum Teil von der permanenten Magnetfeldtherapie geteilt werden dürften. Unser zweiter

Grund, dieses Thema zu streifen, ist, daß es einmal mehr zeigt, wie außerordentlich wirksam eine Therapie mit magnetischem Werkzeug sein kann. Schon 1961 berichteten Indumati Mulay und L. N. Mulay von der Universität von Cincinnati in dem renommierten britischen Journal »Nature«, daß sie ein kontrolliertes Experiment durchgeführt hatten, zu dem ein Dauermagnet und Tumorzellen einer Maus gehörten. Zwischen die Pole eines Magneten mit der Stärke von 4000 Gauß plazierte Schieber mit Tumorzellen zeigten nach 18 Stunden »vollständige Degeneration«; identische Zellen, die dem Magnetismus nicht ausgesetzt waren, zeigten ein normales Wachstum. Die Forscher wiederholten das Experiment mehrere Male mit den gleichen Resultaten.

Experimente, um die Effekte von statischem Magnetismus auf Krebs zu ermitteln

1963 erläuterte Madeleine F. Barnothy, Professorin für Pharmazie an der Universität von Illinois, eine Reihe von Experimenten, die sie und ihr Mann mit Mäusen durchgeführt hatten, um die Effekte von statischem Magnetismus auf Krebs zu ermitteln. Barnothy schrieb, daß ihr Mann glaubte, ein magnetisches Feld könne fähig sein, das bösartige Gewebe zu isolieren und vielleicht eine Abstoßung oder Zerstörung des Karzinoms zu bewirken. Er bewies seine Theorie. Zunächst inokulierte er 22 Mäusen Krebszellen, und fünf Tage später plazierte er sechs von ihnen in einem permanenten Magnetfeld. Die restlichen Mäuse wurden zwischen identische Magnetattrappen plaziert (wahrscheinlich, um auszuschließen, daß jemand behaupten könnte, Umweltfaktoren hätten eine Rolle gespielt). Die Resultate? Alle Kontrollmäuse starben in den üblichen, für die studierte Krebsart typischen 14 bis 20 Tagen. Fünf der behandelten Mäuse stießen den bereits fortgeschrittenen Tumor in 20 bis 30 Tagen ab, und vier von ihnen wurden schließlich vollständig geheilt.

Später wiederholten die Barnothys ihre Experimente am St. Francis Hospital in Evanston, Illinois. Dabei stellten sie fest, daß die dem Magnetfeld ausgesetzten Mäuse zwar das Karzinom nicht abstießen und schließlich alle starben, jedoch um 44 Prozent länger lebten als die unbehandelten Mäuse, was an sich eine beachtliche Leistung ist.

Seitdem sind von vielen Krebsforschern Magnetexperimente durchgeführt worden. Zum Beispiel berichteten D. B. Tata und Kollegen 1994 bei der jährlichen Tagung der American Association of Cancer an der Universität von Vermont, daß sie die Wirkung eines starken Dauermagneten (11,6 Tesla) auf Mäusesarkom, Mäuseleukämie, menschliches Brustkarzinom, menschliches Eierstockkarzinom und menschliches Mundkarzinom getestet hatten. Die Resultate wurden mit denen der Kontrollgruppen verglichen, die in exakt der gleichen Weise, aber unter Verwendung von Scheinmagneten behandelt worden waren.

Die Ergebnisse waren beeindruckend. Verglichen mit den Kontrollgruppen, überlebten in den Versuchsobjekten nur folgende Prozentraten an Krebszellen:

- Mäusesarkom 4 Prozent
- Mäuseleukämie 10 Prozent
- Menschliches Eierstockkarzinom 25 Prozent
- Menschliches Mundkarzinom 40 Prozent

Nur das menschliche Brustkarzinom blieb weitgehend unbeeinflußt; bei den Testpersonen überlebten mit 92 Prozent genauso viele Zellen wie bei den kontrollierten Personen. Trotz dieser Ausnahme geben die Resultate Anlaß zu Optimismus.

Ein äußerst bedeutender Versuch mit Krebszellen, der Tatas Arbeit weitgehend bestätigte, wurde 1996 von Dr. Raymond Raylman und seinen Mitarbeitern an der Universität von Michigan abgeschlossen. Raylman berichtete in einem in »Bioelectromagnetics« veröffentlichten Artikel, daß, wenn drei Linien menschlicher Tumorzellen für längere Zeit einem sehr starken Magnetfeld ausgesetzt wurden, die Wachstumsrate der magnetbehandelten Zellen niedriger war als die der Kontrollgruppe. Darüber hinaus erlangten die Zellen nach mehreren Tagen der Erholung die Fähigkeit zurück, sich ohne jede konstante Veränderung im normalen Zellzyklus zu reproduzieren. Wie der Autor schloß, sind »die Mechanismen für dieses Verhalten bis jetzt leider unklar«.

Wachstumsrate der magnetbehandelten Zellen niedriger

Eine andere Fallstudie legt nahe, daß ein statisches, von einem Dauermagneten ausgehendes Magnetfeld auch das Implantieren von Knochen stimulieren und beschleunigen könnte. Diesen Schluß läßt die Studie an einer chirurgisch wiederhergestellten Hand zu, die durch eine Pistolenkugel verletzt worden war. In dieser Fallstudie wurde am fünften Tag nach der Operation ein Dauermagnet über dem Daumen plaziert, in den ein Knochen implantiert worden war. Der Magnet wurde für die gesamte Dauer der Behandlung dort belassen. Innerhalb von fünfeinhalb Wochen war der Daumen stabil, während eine solche Knochenverschmelzung normalerweise ungefähr zwei Monate benötigt. Die beschleunigte Heilung wurde dem Magnetfeld zugeschrieben. Hier haben wir die gleiche Wirkung eines statischen Magnetfeldes, wie sie vordem nur mit einem elektromagnetischen Feld bewiesen worden war.

Implantieren von Knochen

Ein anderes Beispiel dafür, wie die Resultate von Dauermagneten oftmals mit den Resultaten anderer bewährter – aber schwieriger anzuwendender – Behandlungen vergleichbar sind, ist eine Studie, die an der Showa-Universität in Tokio durchgeführt wurde, wo die Wirkung von Akupunktur und die eines Dauermagneten auf einen

Wirkung von Akupunktur und eines Dauermagneten auf einen schmerzenden Muskel schmerzenden Muskel verglichen wurde. Das Resultat der Untersuchung, die in einem anderen Kontext im 5. Kapitel erörtert wird, war ganz einfach: Der Magnet erwies sich als genauso wirksam in der Schmerzlinderung wie die Akupunktur.

Dauermagnete und unmittelbare Schmerzen

Dauermagnete in der Zahnmedizin

Eine formale Studie der Wirkung von Dauermagneten bei der Hemmung unmittelbarer Schmerzen wurde von Jack P. Prince, Arzt für Zahnmedizin, durchgeführt und 1983 im »American Journal of Acupuncture« veröffentlicht. Dr. Prince stellte fest, daß für verschiedene Arten der Zahnchirurgie vier bis sechs Injektionen eines Betäubungsmittels ins Gewebe des harten Gaumens nötig waren. Diese Spritzen gehören zu den schmerzhaftesten in der Zahnmedizin. Um seinen Patienten die Beschwerden zu erleichtern, beschloß er, auf Ober- und Unterkiefer Dauermagnete zu plazieren, bevor er die Injektionen verabreichte. Nach vielen Vergleichen der Arbeiten in beiden Seiten des Mundes mit der gleichen Ausrüstung und der Anwendung des Magneten auf nur einer Seite hat Prince beobachtet, daß es definitiv weniger Beschwerden auf der Seite gab, an der der Magnet angewandt wurde. Die Patienten berichteten fast immer, daß »der Schmerz auf der Seite des Magneten weniger heftig« ist.

Natürlich sollte aus dieser Erkenntnis nicht gleich geschlossen werden, daß Dauermagnete Schmerzen unter allen Bedingungen unmittelbar hemmen können. Zum Beispiel zeigte ein Versuch, der 1977 von zwei Forschern an der Universität von Manitoba in Kanada durchgeführt wurde, daß das einfache Tragen einer magnetischen Halskette noch nicht bedeutet, daß man eine höhere Schmerzgrenze hat, wenn man zunehmend heißen Temperaturen ausgesetzt ist. Wir wären nicht überrascht, wenn zwei Aspirin, die sicherlich dafür sorgen, leichte Kopfschmerzen zu beruhigen, es trotzdem nicht schafften, uns gegen die Schmerzen einer Verbrennung resistent zu machen!

Studien über Schleudertraumata und Kopfverletzungen

Von einer der überzeugendsten Versuchsreihen, die zeigen, daß permanenter Magnetismus in der Schmerzbehandlung äußerst effektiv sein kann, berichtete 1983 Dr. J. B. Baron vom Centre Hospitalier Saint-Anne in Paris. Die zwei Studien, die er beschrieb, wurden an 30 gesunden freiwilligen Feuerwehrmännern im Alter von 20 bis 30 Jahren beziehungsweise an 700 Patienten durchgeführt, die an schmerzhaften Schleudertraumata oder Kopfverletzungen litten. Ihre Absicht war festzustellen, ob die Tendenz zu Schwindelgefühl (künstlich herbeigeführt bei den gesunden Männern, unfallbedingt bei den Verletzten) durch Dauermagnete korrigiert werden könnte. Die kurze Antwort, einem leider sehr konfusen Bericht entnommen, scheint zu sein, daß es tatsächlich möglich ist. Die Forscher sagten sogar, daß Magnete derart effektiv seien, daß sie es für angebracht hielten, sie zur Vorbeugung oder Heilung von Schwindelgefühlen und bei Astronauten zu nutzen.

Magnete zur Vorbeugung von Schwindelgefühlen und bei Astronauten

Eine Studie über menstruelle Schmerzen

Eine andere Art von Schmerzen, bei der Dauermagnete getestet wurden und sich als wirksam erwiesen, ist Dysmenorrhöe (schmerzhafte menstruelle Perioden). Zwei koreanische Ärzte der Universität von Seoul statteten elf Schwesternschülerinnen, die an heftigen Menstruationsbeschwerden litten, mit Dauermagneten der Stärke von 800 bis 1200 Gauß aus und eine zweite Gruppe von zwölf Schwestern, ebenfalls dysmenorrhöisch, mit identischen, aber nicht magnetisierten Metallstücken. Die Magnete (und Nichtmagnete) wurden über dem pubischen Knochen angebracht. Nach drei Stunden wurden in beiden Gruppen die Schmerzen beurteilt und danach noch einmal, drei Stunden nachdem die Magnete wieder entfernt worden waren. Die Tatsache, daß die Magnete im Krankenhaus und in einem relativ unzugänglichen Bereich des Körpers angebracht wurden, bedeutete, daß die Schwestern nicht ohne weiteres herausfinden konnten, welche Metallstücke Magnete und welche die Placebos waren. Sowohl während als auch nach der Anwendung empfanden die mit den wirklichen Magneten behandelten Frauen eine deutlich größere Schmerzlinderung als jene, die Nichtmagnete trugen.

geringe Menstruationsbeschwerden mit Magneten

Eine Studie über urethrale Stenose

Eine andere Studie wiederum, diesmal in Moskau durchgeführt, zeigte, daß Dauermagnete einen heilsamen Effekt auf die äußerst schmerzhaften Kinderbeschwerden namens urethraler Stenose haben. Das ist eine Blockade der Harnröhre (entweder durch Schrumpfung oder durch Vernarbung), die das Urinieren schwierig, schmerzhaft und im Extremfall unmöglich macht. Bis 1982 war es (in der An-

Blockade der Harnröhre

nahme, daß eine operative Herstellung der natürlichen Größe nicht unmittelbar erforderlich sei) gängige Praxis, die Harnröhre zu tunneln – eine elende Prozedur. Unglücklicherweise löste dies das Problem in den meisten Fällen nur vorübergehend. Oft schrumpfte die Harnröhre schließlich wieder auf ihren vorherigen eingeengten Durchmesser zurück. 1983 untersuchten Dr. E. A. Stepanov und Kollegen den Effekt von Dauermagneten auf diesen Zustand. Bei einer Verengung von mehr als einem Zentimeter waren sie erfolglos, bei vier von fünf Patienten mit geringerer Verengung jedoch wirkte die Technik genauso gut und hielt länger an als das übliche Tunneln.

Einige ergänzende Studien

Von einem weiteren überzeugenden Beispiel für die nützlichen Effekte des permanenten Magnetismus berichtete ein Team russischer Ärzte unter der Leitung von E. Z. Rabinovich, welches herausfand, daß die Fähigkeit heilender Haut, Sauerstoff aufzunehmen, gesteigert werde, wenn man sie für zehn bis zwölf Tage einem Magnetfeld aussetze. Sie berichteten außerdem, daß gleiches für Hautimplantate gelte, wenn sie für 22 bis 26 Stunden einem permanenten Magnetfeld ausgesetzt seien. Als Resultat dieser Verbesserungen der »Atmungsfähigkeit« der Haut verheilten die Wunden schneller, und es kam naturgemäß zu weniger Schmerzen.

Verbesserung der »Atmungsfähigkeit« der Haut

Der positive Effekt von Dauermagneten wurde 1996 auch durch einen israelischen Versuch demonstriert, der mit Knieentzündungen (Synovitis) gemacht wurde, die bei Ratten künstlich herbeigeführt wurden. Synovitis ist bei Menschen sehr schmerzhaft. Der Versuch zeigte, daß die Entzündungen drastisch zurückgingen, nachdem sie einem Dauermagneten von 3800 Gauß ausgesetzt worden waren. Bei den Testratten waren nur zwei von zehn Knien weiterhin entzündet; in der Kontrollgruppe blieben acht von zehn Knien ernsthaft entzündet, und die meisten von ihnen zeigten Symptome, die primär chronischem Gelenkrheumatismus ähnelten. Der entzündliche Wert der Testgruppe lag bei 3.4, der der Kontrollgruppe bei 6.8, was tatsächlich ein bedeutender Unterschied ist. Die Schlußfolgerung der Forscher liegt auf der Hand: Fortgesetzte Magnetfeldbehandlung ist eine wirksame Methode, den entzündlichen Prozeß von Knieentzündungen einzudämmen und »kann als unterstützende Therapie für Patienten mit entzündlicher Arthritis wie dem primär chronischen Gelenkrheumatismus oder der psoriatischen Arthritis dienen«. Sie fügten, korrekt und zurückhaltend, hinzu, daß kontrollierte Studien am Menschen nötig seien, um die klinische Relevanz solcher Resultate zu beurteilen.

unterstützende Therapie für Patienten mit entzündlicher Arthritis

Kapitel 4: Dauermagnete sind sicher

Sind Dauermagnete sicher? »Absolut«, versichert uns Dr. Ronald Lawrence. »Die Kernspintomographie setzt Patienten routinemäßig Magnetfeldern mit bis zu 15 000 Gauß ohne negative Auswirkungen aus.« Er fährt fort: »Wenn Sie alle Magnete in Ihrer Umgebung entfernten, würden Sie und Ihr ganzes Haus noch in dieser Minute in sich zusammenfallen.«

ohne negative Auswirkungen

Magnete sind überall

In Ihrem Kühlschrank sind wahrscheinlich nicht weniger als 26 Magnete. In Ihrem Auto gibt es Hunderte. Zu jedem elektrischen Gerät gehören Magnete. Ihre Heizung zum Beispiel würde ohne Magnete nicht funktionieren. Genausowenig wie Ihr Fernseher oder Ihre Stereoanlage.

»Tatsächlich«, so Dr. Lawrence, »würde unser gesamter Planet ohne sein Magnetfeld von ungefähr einem halben Gauß in sich zusammenfallen ...« Würden wir diese magnetische Anziehung verlieren, könnten wir nicht mehr auf Erden leben. Wir wären verschwunden, und das wohl in weniger als einer Minute. Wie es in James Livingstons Buch »Driving Force: The Natural Magic of Magnets« so schön beschrieben wird, sind Magnete wirklich eine treibende Kraft.

Jede der Studien, die wir im 3. Kapitel angeführt haben, bestätigt, daß niedrige Level magnetischer Energie vollkommen harmlos sind.

niedrige Level magnetischer Energie sind vollkommen harmlos

Ein Experiment, über das schon 1961 im »Aerospace Medicine« berichtet wurde, weist darauf hin, daß sich weder die Wachstumsrate noch das weiße Blutbild junger männlicher Tiere, die einem elektromagnetischen Feld von 8800 bis 14000 Gauß ausgesetzt wurden, wesentlich veränderte.

Ein Artikel in »Nature« drei Jahre später erwähnt die Verwendung von Dauermagneten in der Stärke von 5000 Gauß über längere Zeiträume ohne negative Nebenwirkungen auf Zellkulturen. Bei Säugetierzellen bewirkten weder kraftvolle magnetische Felder, die für kurze Zeiträume angewandt wurden, noch niedrigere Feldstärken, die sich über viele Zellgenerationen erstreckten, »grobe tödliche Effekte«.

Andererseits glauben einige andere Forscher Hinweise darauf gefunden zu haben, daß permanenter Magnetismus einen gewissen Langzeitschaden bewirken könnte. So wurde 1984 von der Studie einer Gruppe italienischer Forscher, die von G. Ardito von der Turiner Universität angeführt wurde, berichtet, die darauf hinwies, daß bei menschlichen Lymphozytkulturen, die einem Magnetfeld von 740 Gauß ausgesetzt werden, eine leichte Zunahme der Chromosomaberrationen verursacht wurde.

! Auch wenn es nur eine kleine Stichprobe mit zehn Männern war, so scheint es doch eine statistisch signifikante Differenz zu geben, die nicht ignoriert werden sollte.

Arthur Green und Myron Halpern führten ein ähnliches Experiment durch, indem sie Hamsterzellen in den Magnetfeldern von 350 bis 1200 Gauß starken Hufeisenmagneten testeten. Die Resultate waren eindeutig. Zwischen den Zellen, die in schwachen Magnetfeldern, und denen, die in natürlicher Umgebung wuchsen, wurde keine wirklich signifikante Differenz im Zellwachstum festgestellt.

Dennoch, möglicherweise besorgt, daß ihre Erkenntnisse gegen Forschungen plädieren könnten, die zeigen, daß Magnetismus den Wuchs krebsartiger Zellen verhindern kann, fügten die Experimentatoren eine interessante Warnung hinzu. Sie erklärten, daß ihre Resultate nicht die These widerlegten, daß Magnetfelder von extrem niedriger Intensität eine Wirkung auf biologische Systeme ausübten. »Eine genaue Prüfung der Gewebekulturdaten deutet auf eine mögliche qualitative Neigung zur Wirkung hin, auch wenn eine statistisch signifikante quantitative Differenz nicht belegt ist.«

Die Sicherheit permanenter Magnete

Dauermagnete bedeuten keinerlei Gesundheitsrisiko

Hierin liegt natürlich das Problem. Wie kann der Beweis, daß Magnetismus etwas Signifikantes bewirkt, so erdrückend sein, während die meisten Wissenschaftler darauf bestehen, daß Magnetismus auf einem relativ niedrigen Level absolut harmlos ist?

Unsere Schlußfolgerung ist, daß Dauermagnete keinerlei Gesundheitsrisiko bedeuten. Ihr magnetischer Level ist schlicht zu niedrig, um irgendeinen Schaden anzurichten. Der Körper mag für dieser Level magnetischer Kraft empfänglich sein (so, wie er für schwache Hitze empfänglich ist), aber er kann nicht von ihm geschädigt werden. Nur wenn die Level des elektromagnetischen Pulsierens extrem höher werden als die, die von einer normalen Quelle ausgehen, besteht eine begründete Möglichkeit, daß es zu Schäden kommt.

Jedoch impliziert ein möglicher Schaden, den solch hohe Level anrichten könnten, keinesfalls, daß niedrige Level ebenfalls schädlich sind. Man könnte die magnetische Kraft mit Hitze vergleichen (eine andere Form von Energie), die auf niedrigen Levels sogar essentiell gut ist, ein Vergnügen, sie zu fühlen, wenn man sich die Hände vor einem Feuer wärmt, gefährlich aber, wenn man sie in das Feuer hält. Eine von der Weltgesundheitsorganisation in Auftrag gegebene Studie wies 1987 darauf hin, daß die Magnetfelder, die von Dauermagneten herrührten, in 40 Jahren Forschung niemals in irgendeinen zellverändernden schädlichen Prozeß verwickelt waren.

Wie wir im 3. Kapitel nachgewiesen haben, haben sowohl der Dauermagnetismus als auch der Elektromagnetismus einen wichtigen positiven Effekt auf den Körper und besonders auf Schmerzen. Und umfangreiche Forschungen zeigen an, daß es sogar bei relativ hohen und ganz sicher bei niedrigen Levels keinen überzeugenden Beweis dafür gibt, daß Magnetismus schädlich ist.

Die allgemeinen Magnetfelder sind verstreut und unbedeutend

Der Grund dafür, daß diese beiden Behauptungen richtig sein können, ist, daß die allgemeinen Magnetfelder, die uns umgeben, so verstreut und unbedeutend sind, daß wir ganz einfach nicht von ihnen beeinflußt werden oder uns, wenn doch, sofort erholen und keine ungünstigen Nachwirkungen zeigen. Wäre es anders, hätte die menschliche Bevölkerung niemals bis heute überlebt. Wissenschaftler glauben, daß der Magnetismus der Erde einmal viel höher war als heute. Naturereignisse wie Unwetter verursachen Wellen magnetischer Energie. Ablagerungen von Magneteisenstein in Schweden, Norwegen, Rumänien und Sibirien wie auch in Teilen des Staates New York, in Utah und Minnesota haben in ihrer Nähe lebende Menschen vermutlich lange Magnetfeldern ausgesetzt, deren Stärke weit über dem Durchschnitt lag. Und keiner dieser Einflüsse scheint die Entwicklung nachhaltig gehemmt zu haben.

! Es ist offensichtlich, daß unsere Körper äußere magnetische Einflüsse gewöhnt sind und ihnen leicht genug widerstehen können.

Wenn wir, wie Becker behauptet, in einem See der Energie »schwimmen«, dann haben wir das zweifellos gut genug gelernt, um das Ertrinken zu vermeiden!

Und wenn dieselbe magnetische Energie speziell in einem schmerzenden Bereich angewandt wird, hat es sich wieder und wieder gezeigt, daß Schmerzen gelindert oder beseitigt werden.

Die Frage ist, wie wirken Dauermagnete genau?

Dauermagnete wirken. Die Frage ist, wie wirken sie genau?

Im nächsten Kapitel werden wir aufzeigen, was zu diesem Thema bekannt ist, und unsere eigenen Gedanken darüber, wie Dauermagnete Schmerzen erleichtern, erläutern. Die Erklärung wird bis zu einem gewissen Grad spekulativ bleiben, weil niemand alle Aspekte, unter denen der Biomagnetismus wirkt, vollkommen versteht.

Ein paar vernünftige Vorkehrungen

1. Bevor Sie Magnete oder irgendein anderes Gerät, Verfahren oder Medikament anwenden, sprechen Sie immer zunächst mit Ihrem Arzt. Unter anderem deshalb, weil es unter Umständen nicht wünschenswert ist, einen hartnäckigen ungeklärten Schmerz zu kurieren, bevor Ihr Arzt ihn genau untersucht hat. Dieser Schmerz könnte ein Symptom für eine Problematik sein, die unverzügliche Behandlung erfordert. Finden Sie heraus, was die Schmerzen verursacht, bevor Sie dieses Symptom beseitigen und damit ein Aufspüren des zugrundeliegenden Problems erschweren.
2. Wenn Sie schwanger sind, in irgendeiner Form medikamentös behandelt werden oder an einer chronischen Krankheit leiden, verwenden Sie keine Magnete ohne Rücksprache mit den Gesundheitsexperten, die Sie wegen Ihres Zustandes beraten. (So liegt es zum Beispiel auf der Hand, daß Sie keine Magnetfeldtherapie anwenden sollten, wenn Sie einen Herzschrittmacher tragen, der durch eine magnetische Kraft aus dem Takt geraten könnte.)

Von diesen selbstverständlichen, aber wichtigen Warnungen abgesehen – Warnungen, die für jedes medizinische Produkt oder Verfahren gelten –, stimmen wir voller Vertrauen mit Dr. Lawrence überein: Dauermagnete sind sicher.

Kapitel 5: Wie die Magnetfeldtherapie wirkt

Die Welt der Wissenschaft hat viele Hinweise entdeckt und viele Theorien darüber entwickelt, wie die Magnetfeldtherapie wirkt, aber sie hat bis jetzt noch keine vollständige, definitive oder allgemein akzeptierte Antwort gefunden. Der Grund dafür ist vermutlich, daß es die eine Antwort tatsächlich nicht gibt, weil die Magnetfeldtherapie durch viele verschiedene Mechanismen wirkt. Somit muß es verschiedene Schichten der komplizierten Antwort auf eine simple Frage geben: »Wie heilen Magnete Schmerzen?«

keine vollständige, definitive oder allgemein akzeptierte Antwort

Für uns sind nicht die Theorien von primärer Bedeutung, sondern die Fakten.

Und Fakt ist, daß Dauermagnete vielen Patienten unverzügliche und starke Schmerzerleichterung verschaffen. Ebenso haben Forschungen ergeben, daß elektromagnetische Felder die Heilung von Knochenbrüchen und von Verletzungen der Weichteile in einem bemerkenswerten Ausmaß beschleunigen und in der Behandlung von streßbedingten Störungen, inklusive Beklemmungen, Schlaflosigkeit und Depressionen, sogar bei Patienten wirksam sein können, die gegen Arzneimittel resistent sind.

Anders als Hitze, Röntgenstrahlen und andere Energieformen werden Magnetfelder nicht von Knochen oder anderen Hindernissen blockiert oder reflektiert und können Strukturen tief im Inneren des Körpers erreichen. Noch wichtiger: Im Gegensatz zu manchen anderen nicht-traditionellen Methoden sind Dauermagnete sicher, relativ preisgünstig und im wesentlichen ewig haltbar. Ungeachtet dieser Fakten fasziniert uns weiterhin die Herausforderung, die Mechanismen, mit denen Magnete wirken, zu verstehen.

Dauermagnete sind sicher, relativ preisgünstig und im wesentlichen ewig haltbar

Wir sollten an dieser Stelle hinzufügen, daß die Tatsache, daß nicht alles über die Wirkung magnetischer Energie bekannt ist, Praktikern Raum läßt, ihre eigenen unwahrscheinlichen und oft extremen Theorien zu entwickeln.

! Deshalb ist ein gewisses Maß an Skepsis angebracht.

Ist es die verstärkte Blutzirkulation?

Magnetfelder fördern die Blutzirkulation

Der einfachste Teil der Antwort auf die Frage »Wie wirken Magnete?« – die Grundlage sozusagen – ist die Annahme, daß Magnetfelder die Blutzirkulation in dem betroffenen Bereich fördern. Dieser Effekt ist, soweit es den Elektromagnetismus betrifft, deutlich aufgezeigt worden. In den im 3. Kapitel erwähnten Forschungen Sanseverinos zum Beispiel stellten die Wissenschaftler schon nach einer einzigen Behandlung mit einem Magnetfeld Gefäßerweiterungen (gesteigerten Blutstrom aufgrund erweiterter Blutgefäße) fest.

Natürlich beweist die Tatsache, daß es unter dem Einfluß elektromagnetischer Felder zu einem gesteigerten Blutstrom kommt, noch nicht, daß dies auch durch permanente Magnetfelder bewirkt wird. Trotzdem sind viele Praktiker davon überzeugt. Dr. Ronald Lawrence glaubt, daß Dauermagnete, die (durch ihre Träger) bewegt werden, in den Nerven in ihrer Nähe Mikroströme erzeugen, die die Blutzirkulation steigern. Lawrence berichtet, daß er den Blutstrom im Finger maß, nachdem er einen Magneten am Handgelenk angebracht hatte, und feststellte, daß es innerhalb einer Minute zu einem 300prozentigen Anstieg des Blutstroms in dem Finger kommt, vorausgesetzt, das Handgelenk wird bewegt.

»Ich messe den Blutstrom in dem Finger eines Patienten, dann befestige ich den Magneten am Handgelenk, lasse den Patienten das Gelenk ganz leicht bewegen – einfach zehn Grad nach oben, zehn Grad nach unten, zehn Grad nach rechts, zehn Grad nach links – und messe den Strom noch einmal«, schrieb Lawrence. Er stellte fest, daß sich der Blutstrom ohne Bewegung des Handgelenks nicht verstärkte, mit dieser Bewegung aber erlebten die Menschen eine spürbare Steigerung des Blutkreislaufs. »Wenn Sie Ihren Ehemann oder Ihren Freund oder wen auch immer mit einer Hand berühren und dann mit der anderen, so kann er den Temperaturunterschied fühlen«, so Lawrence.

spürbare Steigerung des Blutkreislaufs

Die Tatsache, daß ein Anstieg der Blutzirkulation schmerzlindernde Wirkung hat, ist wohlbegründet. Das Blut trägt Toxine ab und schafft weiße Blutzellen (Leukozyten) herbei, die Entzündungen und Schwellungen reduzieren und eine Heilung beschleunigen. Wobei all dies natürlich dazu führt, daß die Schmerzen abnehmen.

Wir haben keinen Zweifel, daß dies einer der Gründe ist, warum Magnete wirken. Dennoch, das Tempo der Schmerzlinderung, ihre Vollständigkeit, die Tatsache, daß das System über lange Zeiträume fortgesetzt funktioniert, und das bemerkenswerte Faktum, daß Magnete eindeutig besser wirken als, sagen wir, ein Heizkissen oder eine Salbe, die ebenfalls den Blutfluß anregen, das alles weist stark darauf hin, daß dies nur ein Aspekt der magnetischen Effizienz und keine komplette Erklärung ist.

Wirkt sie wie Akupunktur?

Eine der Überlegungen, die viele Magnetpraktiker in Betracht ziehen, ist die Beziehung zwischen der Heilung durch Dauermagnete und der durch Akupunktur. Traditionelle Akupunktur und ihre meridianen Systeme (Linien der Energie), die von den Chinesen entwickelt wurden, werden seit mehr als 5000 Jahren praktiziert. Obwohl eines der ältesten der bekannten Heilverfahren, wurde erst 1958 in China die Akupunktur-Narkose in der Chirurgie zum erstenmal angewendet. Die Einführung der Anwendung von Akupunktur-Analgesie in China hatte einen bedeutenden Einfluß auf die Schmerzforschung.

Beziehung zwischen Dauermagneten und Akupunktur

Das Wort Akupunktur kommt von lat. acus, »Nadel«, und pungere, »punktieren oder durchbohren«. Das chinesische Wort für Akupunktur ist *chen-chiou,* »Nadelbrennen«, und geht darauf zurück, daß Moxakraut *(Artemisia vulgaris)* über einem meridianen Punkt verbrannt wird.

In der Akupunktur werden sterilisierte Nadeln an spezifischen Akupunkturpunkten entlang der 14 Meridiane eingeführt und zur Stimulation manuell gedreht. Das beruht auf der Theorie, daß sich Unausgewogenheiten in den meridianen Linien des Körpers als Schmerzen äußern und ihre Stimulation durch die Nadeln diese lindert. Die traditionelle Theorie bezieht sich weniger auf den Schmerz als auf die Wiederherstellung der Harmonie entlang den Meridianen mit anschließender Wiederherstellung der Gesundheit.

Glücklicherweise brauchen wir uns bei Schmerzen heute nicht mehr auf die scharfen Steinnadeln namens *pien*, die in vergangenen Epochen verwendet wurden, noch auf ihren Ersatz, aus Knochen oder Bambus gemachte Nadeln, zu verlassen. Zu den charakteristischen Wahrnehmungen, die nach der Einführung heutiger rostfreier Nadeln geschildert wurden, gehörten »Prickeln« und »Taubheit« oder aber überhaupt kein Gefühl.

Die Forschungen von Dr. Kim Bong Han von der Universität von Pjöngjang in Nordkorea führten ihn zu der Überzeugung, daß die Meridiane, die einst für unsichtbar gehalten wurden, eigentlich Kanäle sind, die aus einem bisher unentdeckten histologischen Gewebetyp bestehen, der unterhalb der Hautoberfläche existiert. Laut Han haben sie eine dünne Membranwand und sind mit einer transparenten farblosen Flüssigkeit gefüllt. Eine Reihe von Experimenten deutscher Wissenschaftler führten zu dem Schluß, daß die Meridiane Bahnen für Elektrizität sind.

Meridiane Bahnen für Elektrizität

Jeder Meridian mit einer unterschiedlichen Anzahl von Akupunkturpunkten – es gibt mehr als 1000 traditionelle Akupunkturpunkte – ist mit verschiedenen Organen und Regionen des Körpers verbunden, und man glaubt, daß sie deren Funktionen beeinflussen. Laut der traditionellen chinesischen Medizin hat jeder Meridian einen Startakupunkturpunkt und einen Endakupunkturpunkt, der mit dem Startakupunkturpunkt eines anderen Meridians verbunden ist. Somit sind alle Meridiane des Körpers miteinander verbunden und erzeugen einen endlosen Kreis »frei fließender Energie«. Behandelt man den Startpunkt, wird die gesamte Länge des Meridians beeinflußt. Das heißt, die Richtung des Energieflusses entlang einem Meridian bleibt, nachdem sie durch den Eingangspunkt geflossen ist, konstant.

Man glaubt, daß Akupunktur, die ebenfalls bis heute noch nicht vollständig erklärt ist, zumindest teilweise dadurch wirkt, daß sie die elektrischen Signale umleitet oder blockiert, die das Gehirn über Schmerzen im Körper informieren. Die Schmerzsignale schaffen es einfach nicht durch das Nervensystem bis zum Gehirn, wo der Schmerz empfunden wird. Fügt man den Akupunkturnadeln Magnete hinzu, kann dies ihre Effizienz verbessern, indem sie den Umfang des Stromes, den sie bewirken, steigern. Von daher ist die Annahme nicht unbegründet, daß das Magnetfeld selbst winzige elektrische Ströme hervorruft, wenn sich Teile des Körpers hindurchbewegen. Auch hier wieder: der Faradaysche Effekt in Aktion. Sogar das durch das Magnetfeld fließende Blut könnte genügen, um niedrige Level elektrischer Ströme zwischen oder innerhalb der Blutzellen zu verursachen. Wenn irgendwelche derartigen Ströme bewirkt werden, können sie sehr wohl denselben Effekt haben wie die Akupunktur, nämlich das Blockieren oder Umleiten von Schmerzen signalisierenden elektrischen Impulsen.

Fügt man den Akupunkturnadeln Magnete hinzu, kann dies ihre Effizienz verbessern

Andererseits gibt es da natürlich noch viele andere Kräfte, die in Aktion sein könnten, um die zweifelsfreie Effizienz der Akupunktur in der Vorbeugung und Linderung von Schmerzen zu bewirken. Manche von ihnen könnten auch helfen, die Wirksamkeit der Magnetfeldtherapie zu erklären. Es wird angenommen, daß Akupunktur Schmerzen verringert, indem sie das Freisetzen sogenannter endogener opioider Peptide begünstigt, da die Schmerzerleichterung, die durch Akupunktur erreicht wird, mit Naloxon, einem opioiden Antagonisten, umgekehrt werden kann.

Dennoch sind die Ähnlichkeiten zwischen Magnetfeldtherapie und Akupunktur nur vage

Dennoch sind die Ähnlichkeiten zwischen Magnetfeldtherapie und

Akupunktur nur vage. Sie beruhen auf der Annahme, daß Magnete Schmerzen erleichtern, indem sie elektrische Ströme aktivieren und somit in gewisser Weise eine Replik des von der Akupunktur erzeugten Stromes erstellen. Obwohl die Theorie sicherlich plausibel ist, bleibt sie doch irgendwie dürftig. Der Grund für Zweifel ist, daß die Akupunktur wirkt, weil ihre Praktiker über Jahrhunderte des »trial and error« gelernt haben, wo viele der Passagen, die Elektrizität leiten, zu finden sind; die Anwendung des Magnetismus jedoch ist – selbst dann, wenn Magnete an bestimmten Körperteilen angebracht sind – sehr viel allgemeiner. Mit anderen Worten, die Analogie zwischen Magnetismus und Akupunktur mag einen Anhaltspunkt dafür liefern, wie Magnete wirken, aber eben auch nicht viel mehr.

Vielleicht stimulieren Magnete das Gehirn direkt

Stimulierung der Nerven des Gehirns

Eine andere Art, wie Magnete wirken könnten, ist die direkte Stimulierung der Nerven des Gehirns. Dieser Effekt kann leicht beobachtet werden, wenn große Dosen elektromagnetischer Stimulation angewandt werden. Zum Beispiel bezieht sich ein Artikel von Dr. Mark Hallett und Dr. Leonard G. Cohen im »Journal of the American Medical Association« auf umfangreiche Arbeiten, die darauf hindeuten, daß magnetische Stimulation in vielen Fällen die weit zudringlichere und schmerzhaftere Anwendung von Elektrizität zur Stimulierung der Nerven ersetzen kann. Die Autoren betonen, daß »die Resultate der magnetischen Stimulation des Gehirns denen der elektrischen Stimulation entsprechen«. Somit kann sie in vielen Fällen angewandt werden, wo die traditionellere Methode elektrischer Strom gewesen war: zum Beispiel bei Fazialisparese, einer fazialen Nervenstörung, die Zuckungen und Entstellungen zur Folge hat.

elektromagnetische Stimulation des Gehirns

Die unbestrittene Tatsache, daß elektromagnetische Stimulation des Gehirns die von den Nerven transportierten elektrischen Impulse in ziemlich genau der gleichen Weise wie direkt angewandte Elektrizität beeinflussen kann, heißt noch nicht unbedingt, daß Dauermagnete dasselbe Resultat erreichen können. Trotzdem scheint es Grund zu der Annahme zu geben, daß es zumindest bis zu einem gewissen Punkt genau dies ist, was sie tun.

Tatsächlich hat die Arbeit von Dr. M. J. McLean und seinen Kollegen diese Theorie zunächst 1991 und dann (in verfeinerter Form) 1995 weitgehend bestätigt. Sie benutzten ein starkes Magnetfeld (viel stärker als das Feld therapeutischer Dauermagneten, wie sie heute auf dem Markt sind) und studierten Mausneuronen in einer Zellkultur.

Auch wenn diese Art der Forschung als rein theoretisch und in der Praxis kaum anwendbar kritisiert wird, sind die Erkenntnisse doch aufschlußreich, weil sie darauf hinweisen, daß sensorische Neuronen, einem permanenten Magnetfeld ausgesetzt, ihr elektrisches Verhalten ändern. Dies tun sie auf eine Weise, die andeutet, daß, wenn derselbe Effekt in einem Lebewesen hervorgerufen werden könnte, die Linderung von Schmerzen ein wahrscheinliches Ergebnis wäre.

Leider ist diese spezielle Theorie darüber, wie Dauermagnete wirken, ohne Beweiskraft. Bis jetzt wissen wir nur, daß permanente magnetische Kraft irgend etwas tut. Das bedeutet, daß es, bewiesen oder nicht, äußerst wahrscheinlich ist, daß das, was sie tut, einen merklich heilsamen Effekt auf viele Arten von Kopfschmerzen wie etwa Migräne hat, von denen man weiß, daß sie mit einer Perturbation der elektrischen Hirnströme in Wechselbeziehung stehen. Wir wissen, daß die elektromagnetische Wirkung auf Migräne oft sehr drastisch ist. Somit ist die Erwartung, daß auch aus Dauermagneten ein substantieller Nutzen gezogen werden kann und daß der Mechanismus, mit dem Magnetismus wirkt, in beiden Fällen ähnlich ist, nicht unbegründet.

Vielleicht beeinflussen Magnete die Zirbeldrüse

Eine andere mögliche Theorie, und zwar eine, von der wir meinen, daß sie eine mindestens so solide Grundlage hat wie die Theorien von der elektrischen Stimulation, ist, daß ein Magnetfeld auf die Zirbeldrüse wirken und so eine Kaskade von Effekten auf alle Arten von biologischen Leistungen hervorrufen kann, inklusive der Produktion von Melatonin, Serotonin und verschiedener Enzyme. Solche Veränderungen könnten natürlich entscheidende Auswirkungen auf unsere Fähigkeit haben, Schmerzen zu empfinden.

Die Zirbeldrüse wird vom Elektromagnetismus stark beeinflußt

Die Tatsache, daß die Zirbeldrüse vom Elektromagnetismus stark beeinflußt wird, ist eindeutig nachgewiesen worden. Nur wenige Forscher würden das heute bezweifeln, ebenso wie die Tatsache, daß die Zirbeldrüse viele schmerzhafte Zustände wie zum Beispiel Migräne steuert. Indem er seine Schlußfolgerung auf 20 sorgfältig begründete, durch Forschungen untermauerte Argumente stützte, bewies Dr. Reuven Sandyk 1992 in einem Artikel im »International Journal of Neuroscience«, daß »die Daten, zusammengefaßt, eine Verbindung zwischen Migräne und Veränderungen der Melatoninfunktionen der Zirbeldrüse anzeigen«. Dies ist eine klassische wissenschaftliche Untertreibung. In Wirklichkeit haben die Daten diesen Punkt bewiesen.

Was Sandyk jedoch nicht beweist, ist, wie dieser Einfluß auf die Zirbeldrüse zustande gebracht wird. Zumindest ein Forschungsteam, geleitet von Dr. A. Lerchl von der Universität von Texas, glaubt, daß der Einfluß des Elektromagnetismus auf die Zirbeldrüse nicht direkt ist, sondern eher auf »induzierte wirbelnde Ströme, die aus dem raschen Ein- und Ausschalten des künstlich angewandten Magnetfeldes resultieren« zurückzuführen ist. Es sind diese wirbelnden Ströme, nicht der Elektromagnetimus selbst, von denen Lerchl glaubt, daß sie die Produktion von Melatonin mindern und die von Serotonin steigern.

Auch wenn die Wirkung eines elektromagnetischen Feldes auf die Zirbeldrüse unbestreitbar zu sein scheint, ist die Theorie, daß mit permanentem Magnetismus ein ähnlicher Effekt eintreten würde, noch spekulativ. Ein einziger adäquat durchgeführter Versuch mit Ratten, bei dem schwache Dauermagnete (810 Gauß) in ihren Käfigen plaziert wurden, zeigte keine Veränderungen in der Zirbeldrüse oder der Körperchemie der Ratten. Allerdings betonten die Forscher: »Versuche wie unserer laufen auf permanente Magnetfelder hinaus, die uneinheitlich und schwierig zu messen sind, wenn die Tiere sich bewegen.« Klar, daß diese Resultate nicht überzeugend sind, besonders da die im 3. Kapitel erwähnte Weinberger-Studie mit Knieentzündungen bei Ratten ja ziemlich eindeutig zeigt, daß die schmerzhafte Gelenkentzündung, die für diese Krankheit charakteristisch ist, stark zurückgegangen war. Vielleicht lag der Unterschied zwischen den beiden Tests lediglich darin, daß Weinberger ein stärkeres Magnetfeld benutzte (3800 Gauß). Wahrscheinlicher ist, daß der Effekt des gesteigerten Blutstroms – der, wie schon erwähnt, ein bedeutender Nutzen der Magnetfeldtherapie ist – für die Hemmung von Knieentzündung wichtiger ist als Veränderungen der Körperchemie. Mit anderen Worten, wie in so vielen Fällen der äußerst komplizierten modernen Medizin steht das Urteil noch aus.

Andererseits, vielleicht liegt es an ...

Verschiedene andere Theorien

Verschiedene andere Theorien, über die zu spekulieren interessant sein könnte, die sich aber nur begrenzt auf Experimente stützen, werden gegenwärtig in der Welt der Wissenschaft diskutiert. Es wurde bereits erwähnt, daß Magnetfelder bestimmte Moleküle in den Membranen unserer Zellen teilweise neu ausrichten können, wobei sie die Leitfähigkeit (technisch die »ionospezifischen Kanäle«) genügend verformen, um ihr Verhalten zu verändern. Dr. Isadore Rosenfeld beschreibt in seinem »Guide to Alternative Medicine«, wie Robert Holcomb, ein Professor der Vanderbilt-Universität, sein Elektronenmikroskop benutzte, um Rosenfeld zu zeigen, daß die Plazierung kleiner Magnete auf ausgewählten Körperteilen die Ausrichtung der Chromosomen in den Zellen veränderte. Holcomb ist überzeugt, daß diese Verschiebung in der Position der Chromosomen zur Erleichterung akuter und chronischer Schmerzen führt. Als ein Ergebnis dieser Beobachtungen nahm auch Rosenfeld künftig die Magnetfeldtherapie gegen Schmerzen sehr ernst.

Permanenter Magnetismus hemmt den Aufbau von Cholinesterase

Eine leichter zu verstehende und vielleicht plausiblere Erklärung ist, daß permanenter Magnetismus den Aufbau von Cholinesterase hemmt (oder bereits existierende reduziert), ein Enzym in Nervenenden, das dazu neigt, der für die Schmerzkontrolle wesentlichen Chemikalie Azetylcholin die Wirkung zu nehmen. Diese Theorie wurde kürzlich an der Universität von Tokio überprüft. Die Forscher benutzten Meerschweinchen, um den Effekt des permanenten Magnetismus auf den schmerzenden Muskel mit dem Nadeln des Akupunkturpunktes zu vergleichen. Da die Tiere das Ausmaß ihrer Schmerzen nicht beschreiben konnten, taten es die Forscher für sie, indem sie maßen, was als »Zuckreaktion« bezeichnet wird. Die Resultate zeigten, daß beide Techniken, in unterschiedlichem Maß, die Schmerzen linderten (oder zumindest die Schmerzen, die durch die »Zuckhöhe« angezeigt wurden). Anschließend versuchten die Forscher herauszufinden, warum dies geschah. Um den Effekt des Magnetismus zu überprüfen, injizierten sie den Tieren eine Chemikalie, die Cholinesterase hemmt, und stellten fest, daß das Resultat exakt das gleiche war wie bei den Magneten.

Natürlich beweist das nicht, daß die Magnete auf dieselbe Weise wirken; die Übereinstimmung der Resultate könnte purer Zufall sein. Sie ist jedoch ein interessanter Fingerzeig und nebenbei auch noch ein weiterer Hinweis, daß permanenter Magnetismus schmerzlindernd wirkt, auch wenn wir nicht ganz sicher sind, wie.

Schließlich gibt es noch einen anderen Grund, warum permanenter Magnetismus wirken kann. Dieses Phänomen erklärt zwar nicht vollständig, warum Magnetfelder Schmerzen beeinflussen, aber liefert die überzeugendste Erklärung, warum sie irgend etwas bewirken.

Magnete ionisieren gelöste Salze

Magnete ionisieren gelöste Salze wie Natriumchlorid oder gewöhnliches Tafelsalz. Das heißt, sie trennen die positiven Ionen des Natriums von den negativen Ionen des Chlorids. Wenn man dieses simple physikalische Phänomen nun problemlos im Labor demonstrieren kann, scheint es eine begründete Annahme zu sein, daß ein vergleichbarer Ionisationsprozeß im Körper stattfindet, der eine beträchtliche Menge an gelösten Salzen beinhaltet. Natürlich wäre das Maß der Ionisation stark limitiert, weil die magnetische Kraft gering und immer nur ein Pol in Kontakt mit dem Körper ist. Ein vergleichbares Phänomen aber könnte sich sehr wohl ereignen, und es könnte sich darauf auswirken, wie wir Schmerzen empfinden.

Hall-Effekt

Lonny J. Brown, erinnert uns daran, daß gemäß einem physikalischen Prinzip namens Hall-Effekt, das seit ca. 100 Jahren bekannt ist, die positiv und negativ geladenen Ionen im Blutstrom aktiv werden und Hitze erzeugen, wenn sie ein magnetisches Feld passieren. Der Effekt ist, daß sich die umgebenden Kapillaren ausdehnen und für eine gesteigerte Blutzufuhr sorgen, die Baustoffe und Sauerstoff liefert und Ausscheidungsstoffe und Toxine effizienter abbaut. Er geht außerdem davon aus, daß auch andere biologische Elemente, darunter Elektrolyte, Eisen, die pH-Balance, Hormonproduktion und Enzymaktivität, in unserer gesamten heilsamen Reaktion auf Magnetismus eine Rolle spielen können.

! Tatsache ist, daß zwar jede dieser Theorien eine gewisse Stichhaltigkeit haben mag, keine aber völlig überzeugend ist. Natürlich kann es sein, daß keine der gegenwärtig existierenden Theorien darüber, wie Magnete wirken, korrekt ist. Schon bald kann eine vollständig andere Erklärung auftauchen.

Bis jetzt ist unser Wissen empirisch. Wir können nachweisen, daß permanenter Magnetismus wirkt, aber noch nicht genau, wie. Mit der Zeit, und wahrscheinlich in nicht allzu ferner Zukunft, wird man mehr zu dem Thema wissen – und wir können die Wirksamkeit von Dauermagneten erhöhen. Sobald neue Informationen ans Licht kommen, werden sie über Brenda Adderlys website zur Verfügung gestellt: www.BrendaAdderly.com.

Kapitel 6: Wie Sie mit Magneten Ihre Schmerzen behandeln

Gegenwärtig stimmen die meisten Fachleute darin überein, daß man Magnete ganz einfach anwendet, indem man sie über den Stellen anbringt, die Schmerzen verursachen. Entscheidend ist die Stärke der Magnete.

Entscheidend ist die Stärke der Magnete

Die meisten dieser kleinen Küchenmagnete, die Sie an Ihrem Kühlschrank haben, wirken nicht; sie sind nicht stark genug. Die in der Schmerzbehandlung verwendeten Dauermagnete variieren in der Stärke von ungefähr 300 Gauß (für Magnete in manchen Einlegesohlen) bis 3950 Gauß (für viele verbreitete Arten von Schmerzen inklusive Kreuzschmerzen) und sogar darüber hinaus. Manche sind scheibenförmig, andere rechteckig. Für gewöhnlich werden sie mit Heftpflaster, technisch hochentwickelten Stützbändern oder mit Klettverschluß befestigt. Die Magnete selber wiegen normalerweise weniger als 60 Gramm und sind somit kaum zu spüren, während sie getragen werden. Die Tatsache, daß viele amerikanische Profigolfer sie während des Wettkampfs tragen, bestätigt ihre Handhabbarkeit.

Dauer der Behandlung

In der Frage, wie lange die Magnete getragen werden sollten, gibt es keine definitive Richtlinie, auch wenn die Norm, unabhängig von der Art der Schmerzen, auf mehrere Stunden hinausläuft. Viele Menschen entscheiden sich dafür, sie für längere Zeit zu tragen, und manche tragen sie nur, wenn sie einer anstrengenden Tätigkeit nachgehen.

Dr. Whitaker erfuhr vom therapeutischen Nutzen der Magnete aus erster Hand durch eine seiner Patientinnen, Jackie I. Jackie lebt in Alabama, kommt aber seit Mitte der achtziger Jahre zweimal jährlich ins Whitaker-Wellness-Institut in Newport Beach, Kalifornien. Zur Zeit ihres ersten Besuchs war ihr Blutdruck außer Kontrolle, und sie hatte ständige Kreuzschmerzen. Die Umstellung der Ernährung, ein regelmäßiges Übungsprogramm und ein umfassendes Sortiment von Ernährungszusätzen ermöglichten es Jackie, die Blutdruckmedikamente abzusetzen und für die nächsten zehn Jahre mehr oder weniger schmerzfrei, mit einem nur gelegentlichen Aufflackern im Rücken, zu leben.

Vor etwa einem Jahr jedoch kehrten Jackies Rückenschmerzen mit Macht zurück. Sie war unfähig zu gehen, und der Mangel an Bewegung trieb ihren Blutdruck nach oben. Ein Freund brachte ihr einen dünnen, biegsamen Magneten von der Größe einer Videokassette und zeigte ihr, wie sie ihn auf ihrem Rücken plazieren sollte. Am nächsten Tag stellte sie fest, daß die Schmerzen nachließen, und innerhalb einer Woche war sie in der Lage, ihre täglichen 45minütigen Spaziergänge wiederaufzunehmen. Sie fühlte sich so viel besser mit diesem Magneten, daß sie anfing, neben dem Magneten auf ihrem Rücken auch magnetische Einlegesohlen zu tragen und auf einer magnetischen Matratze und einem magnetischen Kissen zu schlafen. Sie behauptete, besser zu schlafen, wachte vollständig erholt auf und hatte soviel Energie wie seit Jahren nicht mehr. Ihr Blutdruck ist ohne Medikamente wieder normal.

! Vorsichtsmaßnahmen

Auch wenn viele Fachleute darin übereinstimmen, daß Magnete im Gegensatz zu Medikamenten keine Nebenwirkungen haben, raten wir doch zu einigen Vorsichtsmaßnahmen.

- Erstens sollten Menschen mit Herzschrittmachern und Insulinpumpen keine Magnete verwenden, weil die Magnete die ebenfalls magnetisch kontrollierten Eigenschaften dieser Geräte stören könnten.
- Zweitens sollten schwangere Frauen keine Magnete anwenden, weil ihre Wirkung auf Föten, falls sie denn eine haben, unbekannt ist.
- Drittens raten wir wegen der von vielen geteilten (bisher nicht bewiesenen) Annahme, daß Magnete wirken, indem sie die Blutgefäße erweitern und somit mehr Blut in den Bereich des Schmerzes fließen lassen, davon ab, Magnete direkt nach einer Verletzung anzuwenden, bis weitere Versuche durchgeführt worden sind. Theoretisch könnte dies das Ausmaß der Blutung in diesem Bereich vergrößern. Eine interessante Fallstudie, in der Magnete eingesetzt wurden, um die postoperative Heilung zu beschleunigen, war allerdings sehr vielversprechend, es wurde berichtet, daß die verwendeten Magnete Blutergüsse, die nach Operationen entstanden waren, deutlich verringert hatten.

Bis weitere Versuche durchgeführt und dokumentiert worden sind, behandeln Sie solche Verletzungen mit Eis, um die Schwellung und Entzündung zu verringern, und stellen Sie das Körperteil für einen oder zwei Tage ruhig, bevor Sie Magnete anbringen. Da Sie den Blutstrom einer frischen Wunde nicht verstärken wollen, sollten Magnete auch nach solchen Verletzungen nicht sofort angebracht werden, bevor nicht weitere Versuche durchgeführt worden sind.

- Schließlich sollten Menschen, die sich einer Behandlung mit transdermalen Arzneizufuhrsystemen (über Pflaster) unterziehen, keine Magnete in der Nähe der Pflaster tragen. Wenn die Theorie, daß ein Magnet den Blutstrom verstärkt, korrekt ist, dann ist es denkbar, daß der Magnet auch die Arznei dazu bringt, innerhalb eines kürzeren Zeitraums in den Blutstrom einzudringen als beabsichtigt. Es ist unwahrscheinlich, daß ein Magnet, der auf dem Kreuz plaziert ist, ein Pflaster beeinträchtigt, das zum Beispiel auf der Brust getragen wird, aber gehen Sie sicher, und plazieren Sie einen Magneten nicht über oder in demselben anatomischen Bereich wie ein Pflaster.

Magnete kombiniert mit Akupunkturpunkten

Wissenschaftlern wird bewußt, daß die Zellmembran mehr als ein mit Rezeptorenstellen übersäter Schutzschild ist. Sie beginnen zu verstehen, daß sie ein kraftvoller Signalverstärker oder ein interaktives Fenster ist, durch die die Zelle ihre Umgebung erfassen und auf sie reagieren kann. Sie gestattet manchen Substanzen, ungehindert ein- und auszutreten, und wirkt als undurchdringliche Barriere, die die Zelle vor dem Eindringen anderer Substanzen schützt.

Wenn bestimmte Moleküle in spezielle Rezeptorenstellen fließen, bewirkt ein subtiles Signal eine plötzliche Veränderung der elektrischen Spannung zwischen dem Äußeren und dem Inneren der Zelle, und für ein paar Tausendstelsekunden öffnet sich die Barriere und schafft einen atom- oder molekülgroßen Kanal oder Korridor.

Wir haben im 5. Kapitel als eine mögliche Erklärung für die Wirksamkeit der Akupunktur angedeutet, daß die in die Haut eingeführte Nadel einen kleinen elektrischen Strom erzeugt, daß Drehen der Nadel den Strom veranlassen könnte zu pulsieren und daß ihre Erwärmung den Strom leicht verstärken könnte.

Viele glauben, daß Zellmembranen zusätzlich zu den Rezeptorenstellen für die chemischen Reize ähnliche Stellen für subtile Energiesignale haben. Oder vielleicht nicht ganz so subtil. Im Gegensatz zur damals im Westen vorherrschenden Ansicht, daß Akupunktur, wenn überhaupt, dann durch den Placeboeffekt wirke, zeigten Dr. Robert O. Becker und die Biophysikerin Maria Reichmann, daß die meisten

Akupunkturpunkte eine größere elektrische Leitfähigkeit haben als andere Punkte des Körpers und daß die Meridiane Strom leiten.

Akupunkturpunkte haben eine größere elektrische Leitfähigkeit

Elektrische Stimulation hochspezifischer Bereiche in den Schmerzbahnen bewirkt eine Erleichterung, die genauso effektiv ist wie Mikroinjektionen Morphium. Die Akupressuranästhesie kann auch durch antimorphine Drogen aufgehoben werden. Wenn wir Dosen von Morphium und elektrischer Stimulation, die allein zu schwach sind, um Schmerzen zu lindern, miteinander kombinieren, bewirken wir noch immer eine Erleichterung. Dies legt nahe, daß eine schwache elektrische Stimulation Schmerzen lindert, indem sie auf eine Weise an speziellen Rezeptorenstellen wirkt, die mit der des Morphiums identisch ist. (Morphium verbindet sich mit den opioiden Rezeptoren Mu, Delta und Kappa im Gehirn.) Darüber hinaus sind die spezifischen Stellen, die molekulare oder elektrische Signale zur Schmerzerleichterung erlauben, genau die Stellen, an denen die Endorphine wirken. Mit anderen Worten, die Akupunktur entläßt Endorphine oder natürlich vorkommende Morphine ins Nervensystem. Mit dieser Entdeckung wandelte sich der Status der Akupunktur von der »Quacksalberei« hin zu einem von der westlichen Medizin bereitwillig akzeptierten Verfahren. Entsprechend scheint es wahrscheinlich, daß statischer Magnetismus besonders an Akupunkturpunkten zur Wirkung kommt.

Akupunktur entläßt Endorphine oder natürlich vorkommende Morphine ins Nervensystem

Deshalb empfehlen wir folgendes Verfahren: Versuchen Sie zunächst, die Magnete direkt an den schmerzenden Stellen zu plazieren. Wenn das den Schmerz erleichtert, wenden Sie sie weiter auf diese Art an. Wenn nicht, versuchen Sie sie, wie folgend beschrieben, den Akupunkturpunkten hinzuzufügen. Und vergessen Sie nie, wie wichtig Streßbehandlung, richtige Ernährung und Übungen sowie das Einhalten jeder traditionellen Behandlung sind, die Ihnen Ihr Arzt verschrieben hat. Der erste Schritt, Magnete mit Akupunktur- (und Akupressur-)Konzepten zu kombinieren, ist natürlich, die Stellen Ihres Körpers, an denen Sie Schmerzen empfinden, zu bestimmen. Anschließend plazieren Sie Magnete zunächst auf den schmerzauslösenden Stellen und dann auf dem nächstgelegenen Akupunkturpunkt ober- oder unterhalb des Schmerzbereichs.

Dr. Kennedy ist überzeugt, daß die Kombination der Plazierung von Magneten über den Stellen des Schmerzes und über Akupunkturpunkten zu einer »logarithmischen Steigerung der Wirkung« führt. Benutzen Sie die Abbildungen E–J, um zu bestimmen, wo diese Akupunkturpunkte liegen.

Gängige Akupunkturpunkte

Abbildung E (Mit freundlicher Genehmigung von Vicki Weissler)

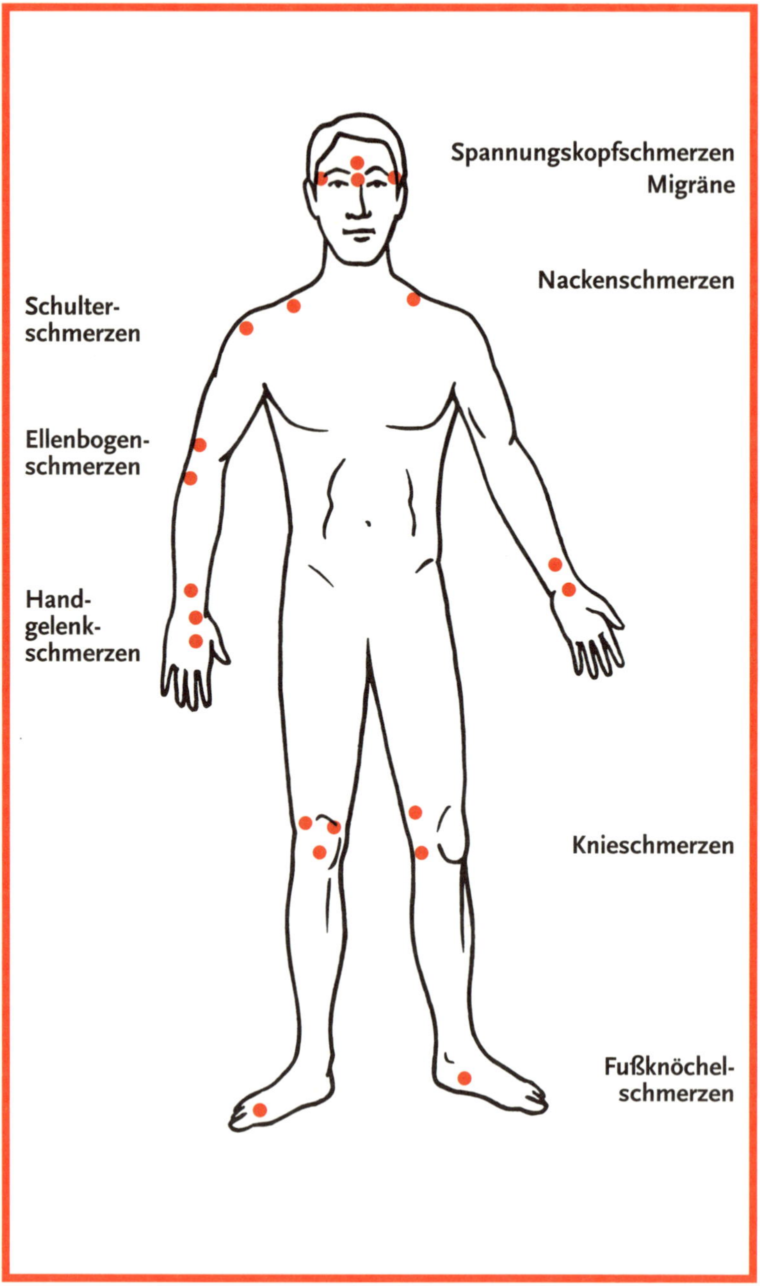

Abbildung F

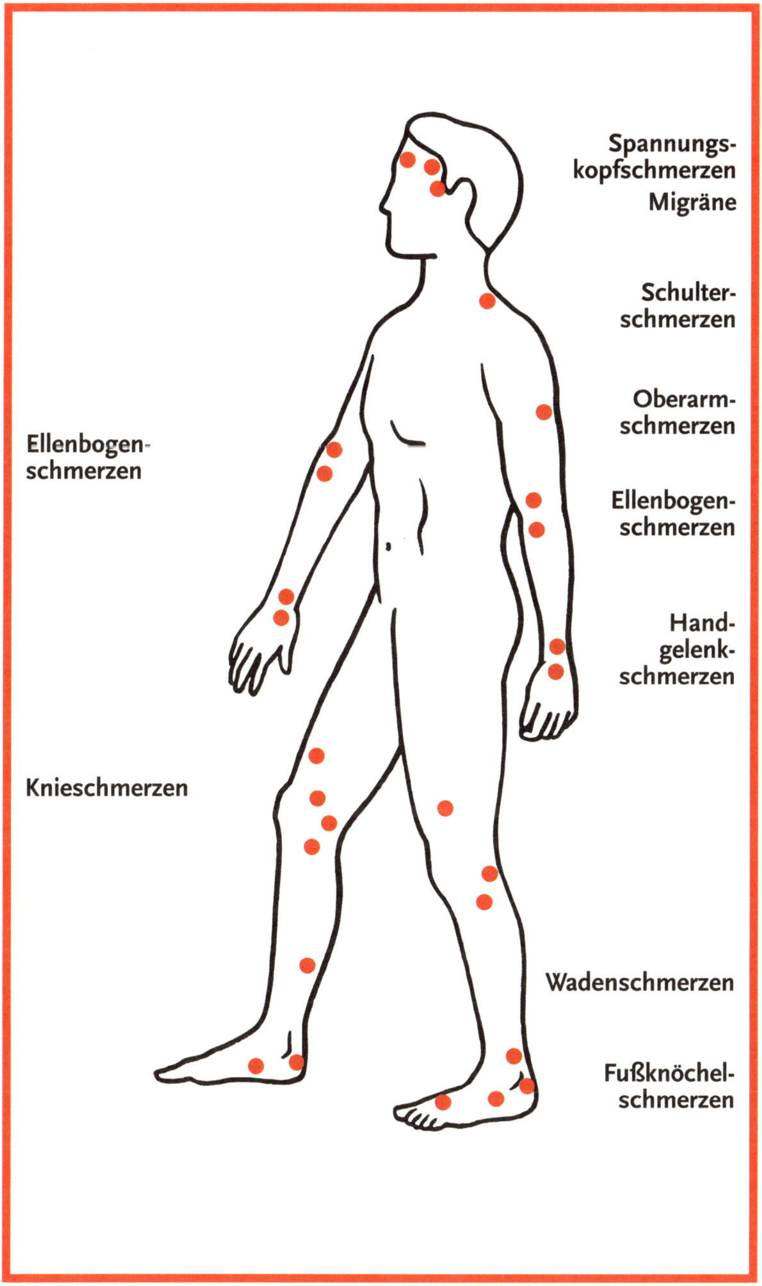
Spannungs-
kopfschmerzen
Migräne
Schulter-
schmerzen
Oberarm-
schmerzen
Ellenbogen-
schmerzen
Ellenbogen-
schmerzen
Hand-
gelenk-
schmerzen
Knieschmerzen
Wadenschmerzen
Fußknöchel-
schmerzen

Abbildung G

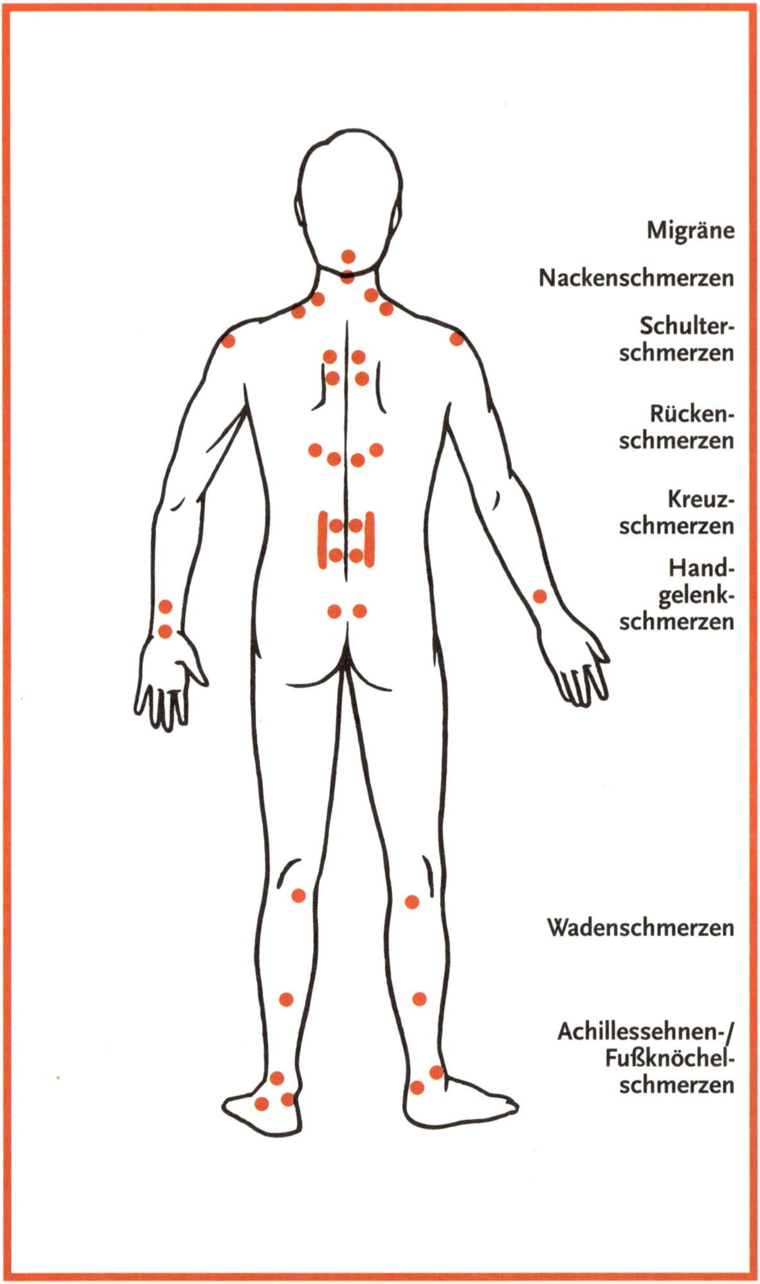
Migräne
Nackenschmerzen
Schulter-schmerzen
Rücken-schmerzen
Kreuz-schmerzen
Hand-gelenk-schmerzen
Wadenschmerzen
Achillessehnen-/Fußknöchel-schmerzen

Abbildung H

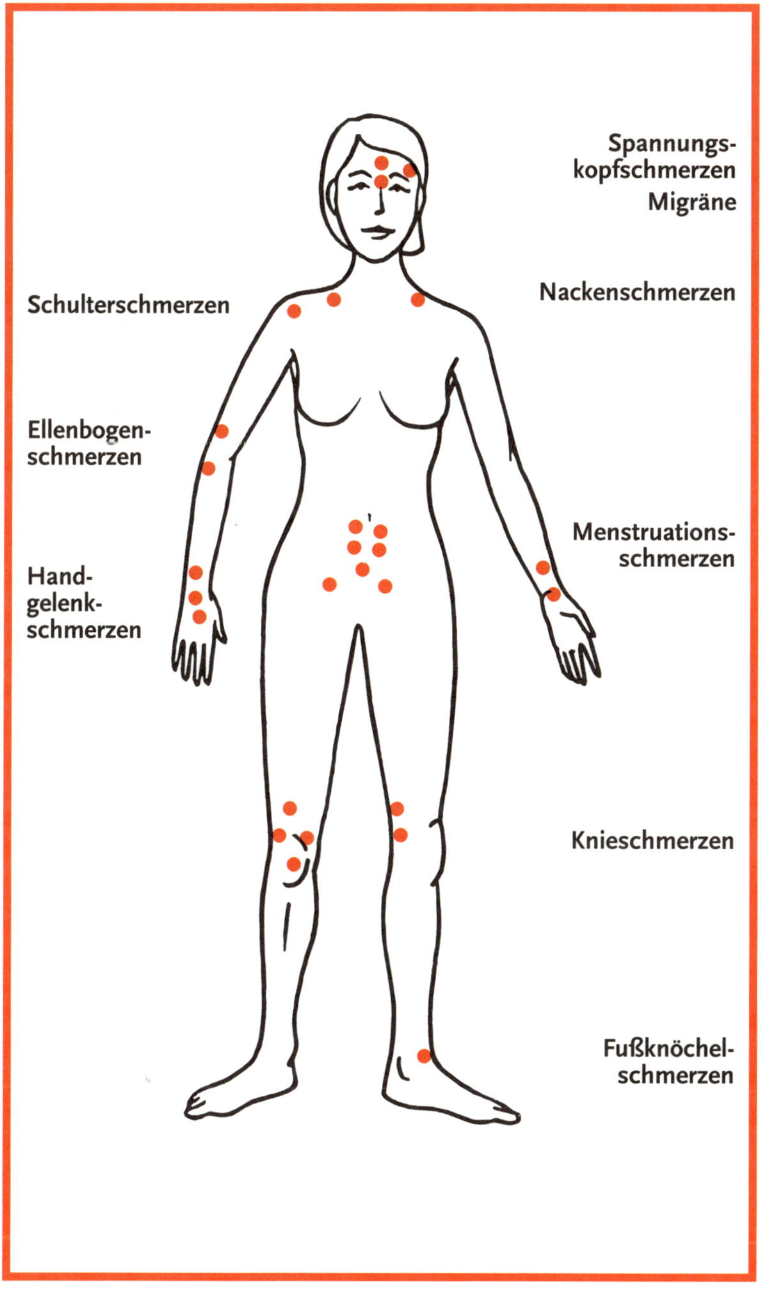
Spannungs-
kopfschmerzen
Migräne
Schulterschmerzen
Nackenschmerzen
Ellenbogen-
schmerzen
Menstruations-
schmerzen
Hand-
gelenk-
schmerzen
Knieschmerzen
Fußknöchel-
schmerzen

Abbildung I

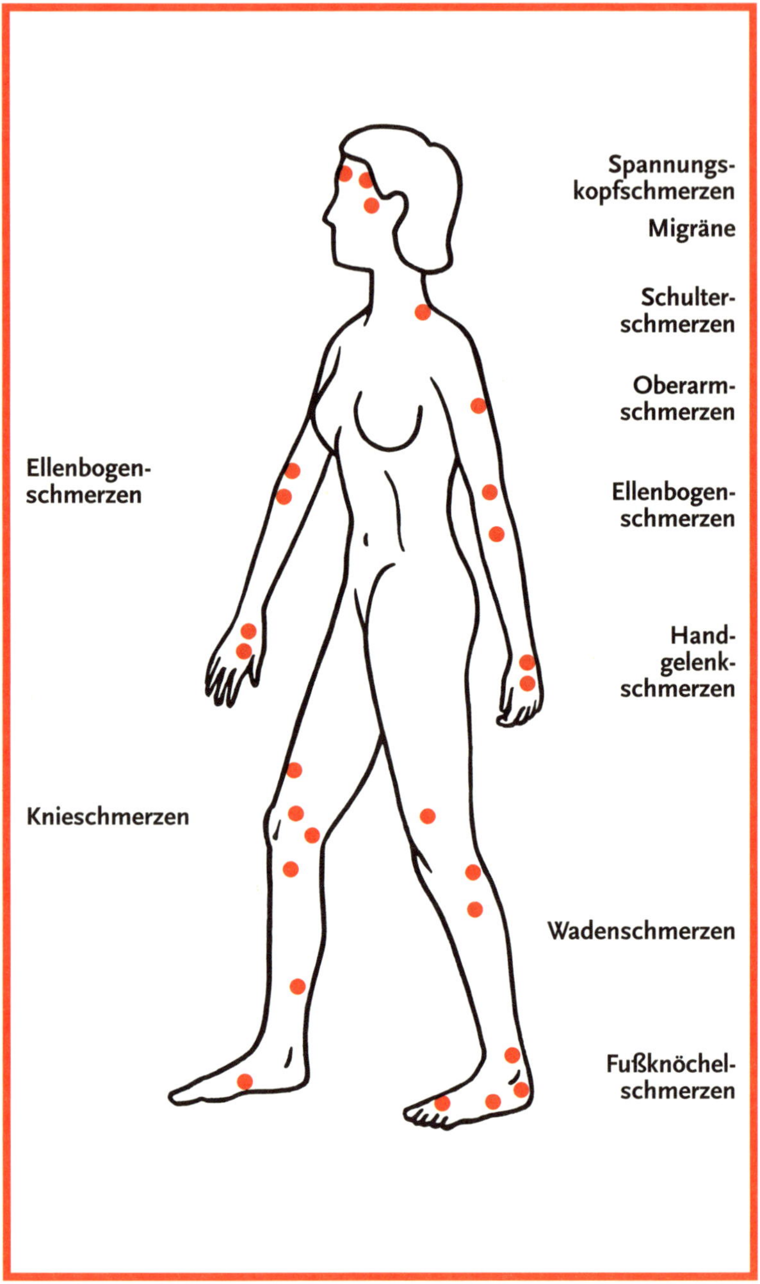
Spannungs-
kopfschmerzen
Migräne
Schulter-
schmerzen
Oberarm-
schmerzen
Ellenbogen-
schmerzen
Ellenbogen-
schmerzen
Hand-
gelenk-
schmerzen
Knieschmerzen
Wadenschmerzen
Fußknöchel-
schmerzen

Abbildung J

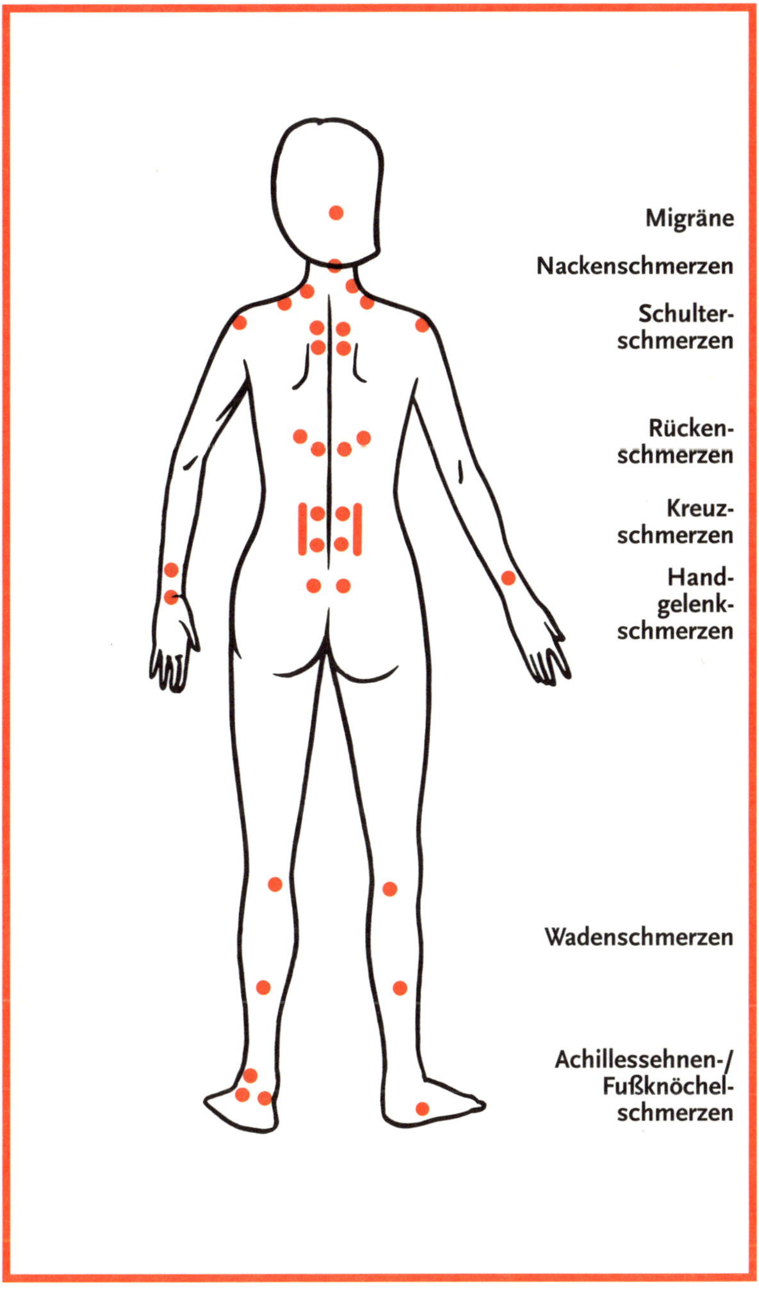
Migräne
Nackenschmerzen
Schulter-
schmerzen
Rücken-
schmerzen
Kreuz-
schmerzen
Hand-
gelenk-
schmerzen
Wadenschmerzen
Achillessehnen-/
Fußknöchel-
schmerzen

Ausstrahlende Schmerzen

Dr. Ronald Melzack und seine Kollegen haben viel Zeit darauf verwendet, die Wirkungen der Akupressur zu untersuchen. Zu einem interessanten Teil von Melzacks Arbeit gehört der myofasziale oder ausstrahlende Schmerz, bei dem es sich um einen Schmerz handelt, der seinen Ursprung in einem skeletalen Muskel oder seiner Faszie (Bindegewebe) hat, aber an einer anderen Stelle empfunden wird. Man kann seinen Ursprung identifizieren, indem man auf empfindliche Schmerzpunkte drückt, was eine Form von Schmerzen hervorruft, die anderswo empfunden werden und für die besondere Schmerzpunkte typisch sind. Myofasziale Schmerzpunkte, speziell jene im Nacken *(sternocleidomastoideus)*, am Kopf *(temporalis)* und im Kreuz *(trapezius)*, können einen wesentlichen Beitrag zur Ätiologie von chronischen Spannungskopfschmerzen leisten.

Myofasziale Schmerzpunkte

Ausstrahlende Schmerzen folgen speziellen Mustern, die auf den 32 Originalsegmenten, auf Dermatomen oder auf unserer embryonalen Entwicklung basieren. Ein Schmerzpunkt im Nacken kann einen Schmerz in Ihre Hand senden, weil das Dermatom an dieser Stelle nicht nur den Nacken, sondern auch den unteren Teil des Unterarms, die halbe Handfläche und die drei äußeren Finger mit einschließt.

Ein Schmerzpunkt im Nacken kann einen Schmerz in Ihre Hand senden

Man nimmt an, daß ein initiierender Reiz – wie zum Beipiel ein Weichteiltrauma, Schläge, Verstauchungen, Müdigkeit, Streß, eine schlechte Haltung, Überbeanspruchung in Sport oder Beruf – eine physiologische Reaktion hervorruft, die einen »hyperirritabilen Ort« oder Schmerzpunkt verursacht. Einmal sensibilisiert, können Schmerzpunkte Muskelerkrankungen wie Steifheit, Ermüdung, Schwäche und eine begrenzte Bewegungsfreiheit auslösen. Die Muskeln können sich verkürzen und Schmerzen auslösen, wenn sie gestreckt werden. Menschen mit Schmerzpunkten schützen ihre schmerzhaften Muskeln oft, indem sie eine schlechte Haltung mit einer andauernden Muskelkontraktion einnehmen, was wiederum die Entwicklung zusätzlicher Schmerzpunkte auslösen kann.

Einige der frühesten Arbeiten mit dem myofaszialen Schmerz wurden von Dr. Janet Travell gemacht, die, mit den chinesischen Techniken der Akupressur vertraut, Schmerzpunkte identifizierte, um den chronisch schmerzenden Rücken von Präsident John F. Kennedy zu behandeln. Zu der Zeit behandelte sie die Schmerzpunkte mit passiven Dehnungen und Injektionen von Anästhetikum. Heute üben myofasziale Therapeuten mit ihren Fingern, Knöcheln, Ellenbogen und speziell geformten Stangen oder hölzernen Stielen Druck aus, um den Krampf am Schmerzpunkt zu lösen, bevor sie leichte Dehnungen und Bewegungen anwenden, um dem Muskel zu helfen, entspannt zu bleiben.

Dr. Melzack fand heraus, daß jeder in der westlichen Medizinliteratur erwähnte Schmerzpunkt einen entsprechenden Akupunkturpunkt hat, was bedeutet, daß Sie manchmal den Wunsch verspüren könnten, Ihre Magnete über dem Schmerzpunkt zu plazieren, um einen Schmerz zu erleichtern, der eigentlich woanders entstanden ist. Wenn Magnete allein den Schmerz nicht lösen, können Sie auch eine Kombination versuchen: Akupressur (Druck auf den Akupunkturpunkt) und die Plazierung von Magneten sowohl auf dem Schmerzpunkt als auch auf dem Akupunkturpunkt, der dem Schmerz am nächsten ist. Die Abbildungen K–P zeigen markante Schmerzpunkte, die in den entsprechenden Bereichen Schmerzen auslösen können.

Jeder Schmerzpunkt hat einen entsprechenden Akupunkturpunkt

Typische Schmerzpunkte

Abbildung K (Mit freundlicher Genehmigung von Robert Mueller)

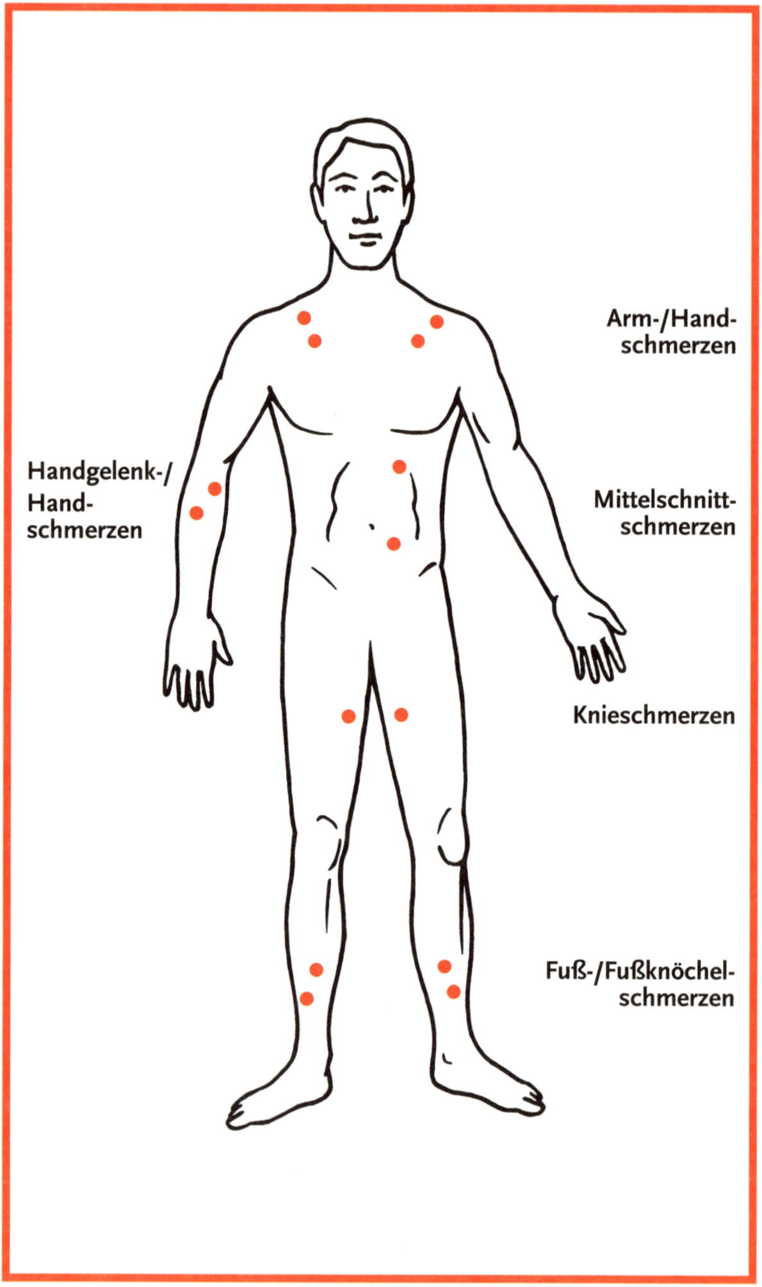

Abbildung L

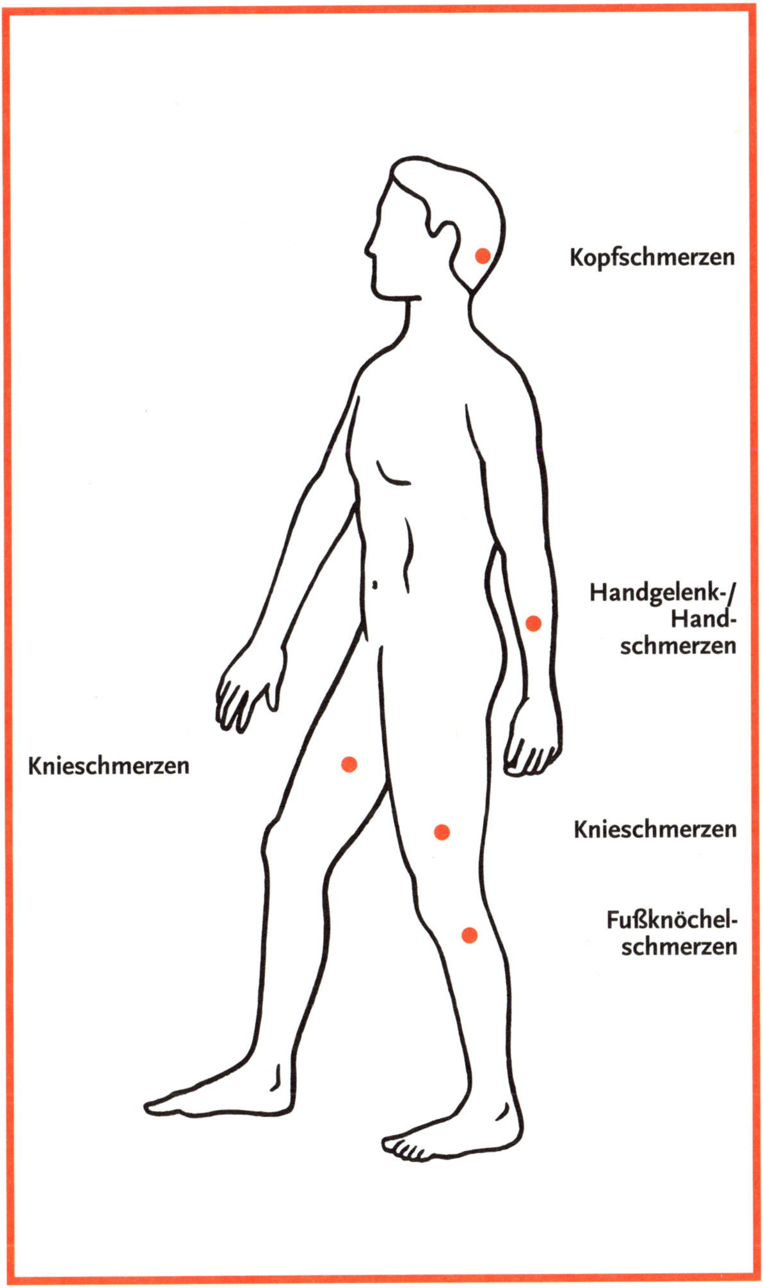
Kopfschmerzen
Handgelenk-/
Hand-
schmerzen
Knieschmerzen
Knieschmerzen
Fußknöchel-
schmerzen

Abbildung M

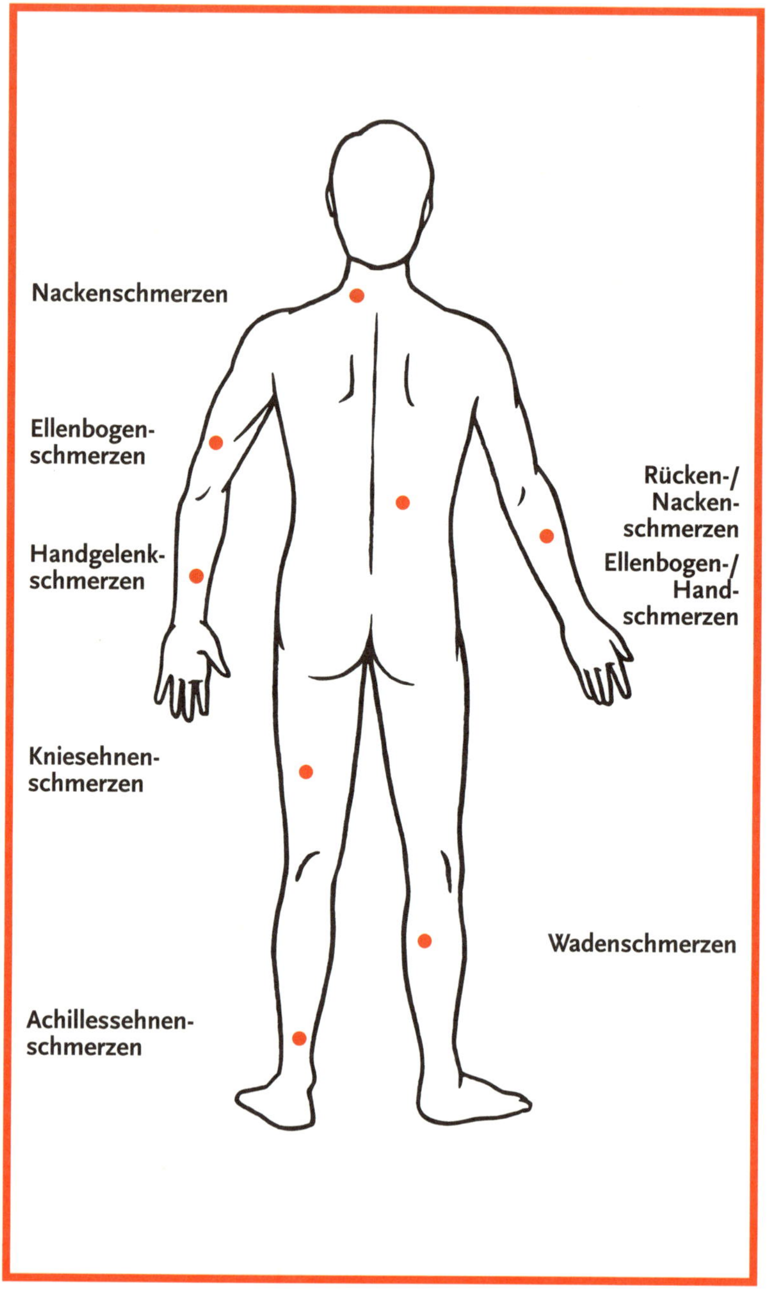
Nackenschmerzen
Ellenbogen-schmerzen
Handgelenk-schmerzen
Kniesehnen-schmerzen
Achillessehnen-schmerzen
Rücken-/Nacken-schmerzen
Ellenbogen-/Hand-schmerzen
Wadenschmerzen

Abbildung N

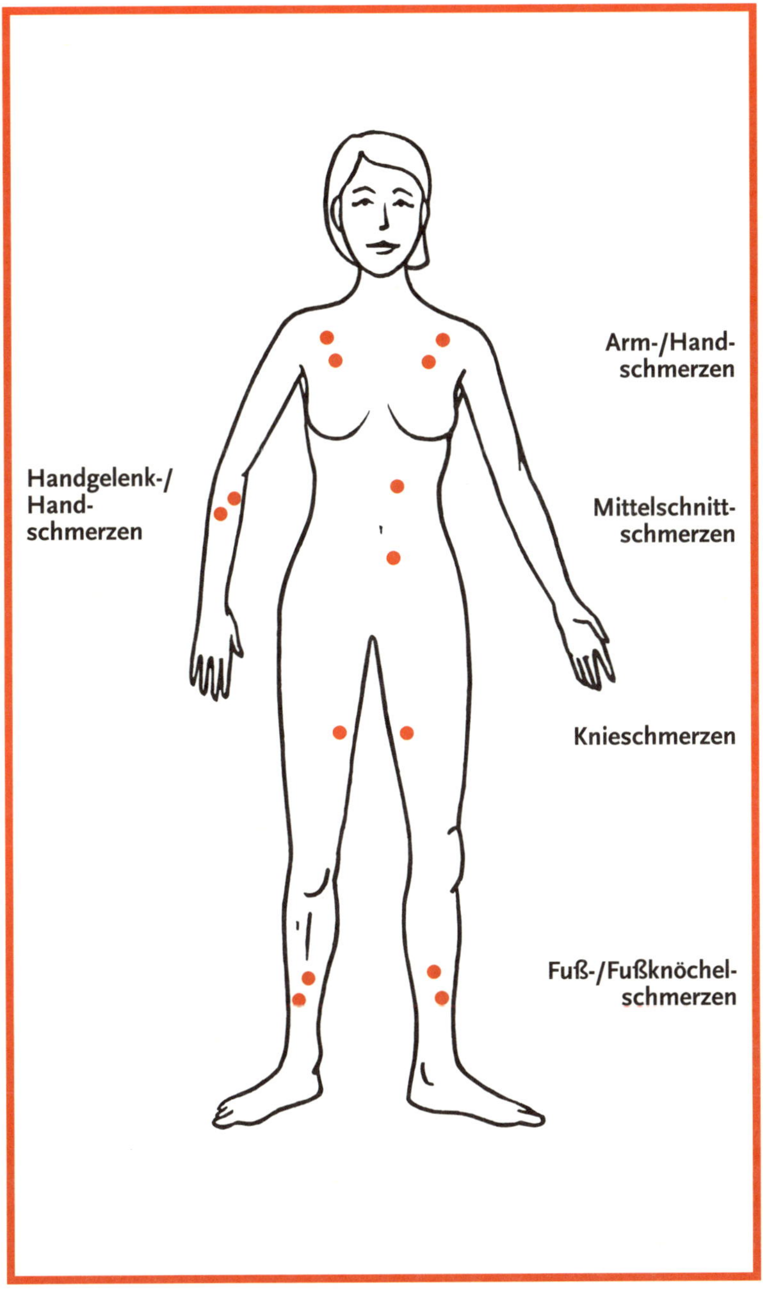
Arm-/Hand-
schmerzen
Handgelenk-/
Hand-
schmerzen
Mittelschnitt-
schmerzen
Knieschmerzen
Fuß-/Fußknöchel-
schmerzen

Abbildung O

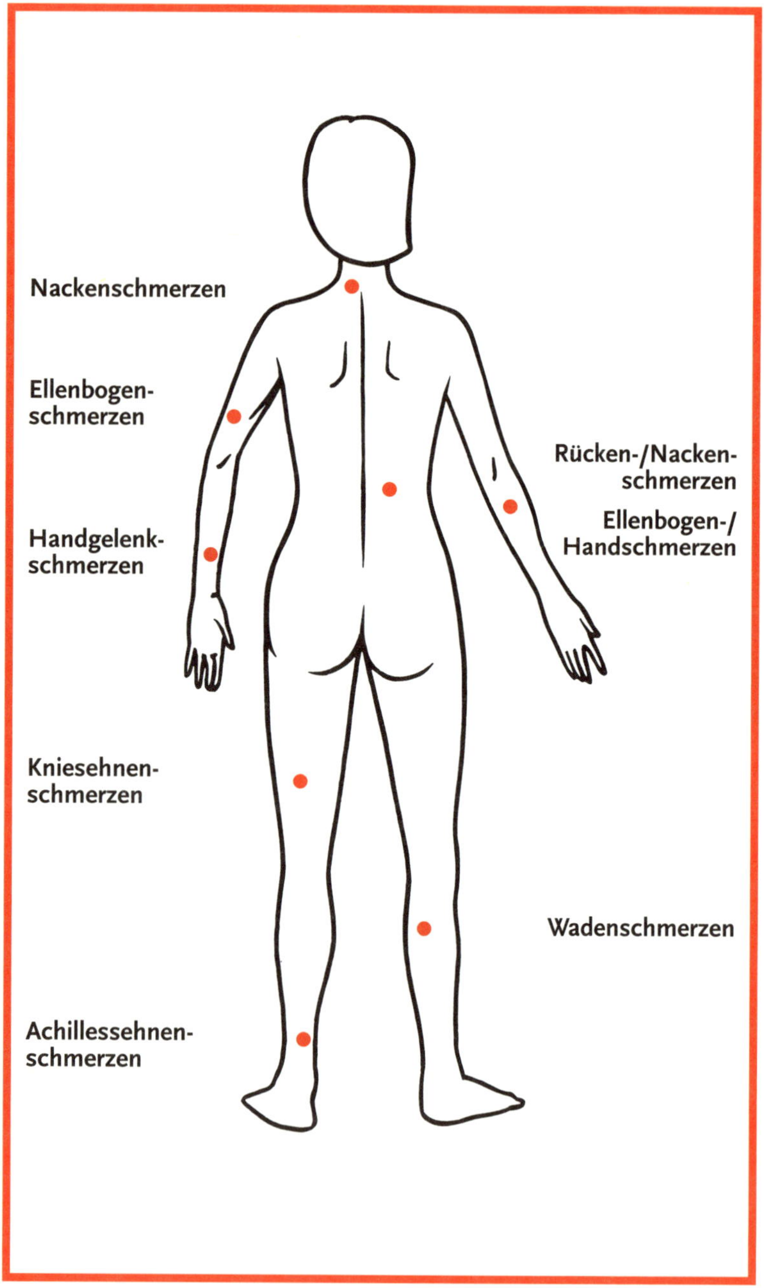
Nackenschmerzen
Ellenbogen-schmerzen
Handgelenk-schmerzen
Kniesehnen-schmerzen
Achillessehnen-schmerzen
Rücken-/Nacken-schmerzen
Ellenbogen-/ Handschmerzen
Wadenschmerzen

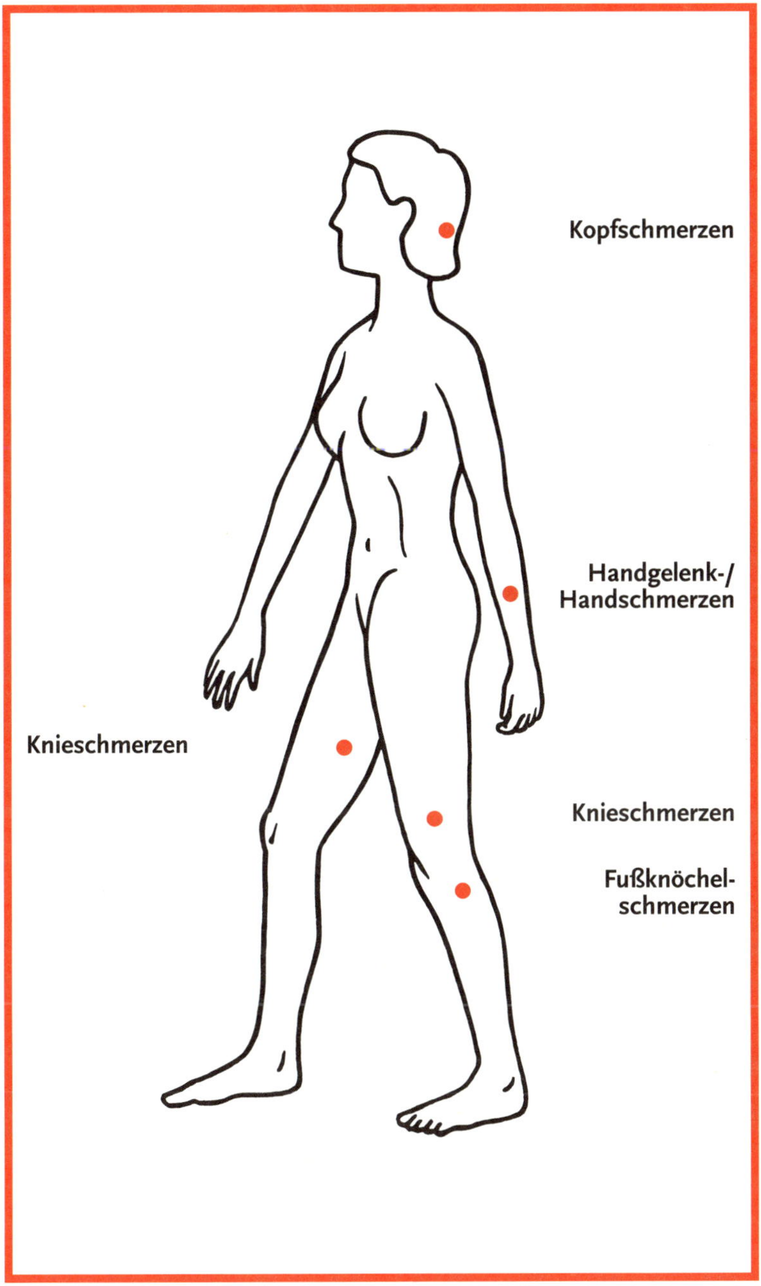
Kopfschmerzen
Handgelenk-/
Handschmerzen
Knieschmerzen
Knieschmerzen
Fußknöchel-
schmerzen

Abbildung P

Kapitel 7: Übungen, die helfen, nicht schmerzen

»Wenn ich Schmerzen habe, will ich mich nicht bewegen«, hört man oft. Und wir verstehen das, geht es uns doch manchmal genauso. Aber gesunder Menschenverstand, die Erfahrung vieler Menschen, die sich bei Schmerzen nicht bewegen, und die Literatur über Übungsprogramme zeigen eindeutig, daß man steife Muskeln bekommt, wenn man sich nicht bewegt. Muskeln, die auch beim nächsten Mal wieder schmerzen werden, wenn Sie versuchen, sie zu bewegen. Zu oft machen Menschen keine Übungen, weil sie irrtümlicherweise glauben, daß Übungen einen schmerzhaften Zustand automatisch verschlimmern und das Ruhen chronische Schmerzen heilt. Das Gegenteil ist jedoch richtig. Es ist die Bewegung, die die Heilung im muskuloskeletalen System fördert. Der Mangel an Bewegung führt zu Steifheit, Knorpeldegeneration und Muskelatrophie. Die Magnete können Sie wieder in Schwung bringen, indem sie Ihre Schmerzen erleichtern und Ihnen somit Lust auf Übungen machen.

Untätigkeit führt dazu, daß Sie mehr Schmerzen haben und sich schlechter fühlen

Untätigkeit führt nicht nur dazu, daß Sie mehr Schmerzen haben und sich schlechter fühlen, sie läuft auch dem zuwider, was die Psychiaterin Adele Pace unser »angeborenes Verlangen nach körperlicher Aktivität« nennt. Übungen lösen die Produktion von Dopamin und anderen Freude machenden Neurotransmittern aus. Wenn wir regelmäßig trainieren, beginnt das Gehirn um dieses lohnende Bad aus Botschafterchemikalien zu bitten. Übungen helfen dem Körper außerdem, unerwünschte Level an Brenzkatechinaminen, die Abbauprodukte von Adrenalin, die während Streßreaktionen vom Körper freigesetzt werden, zu verbrennen.

Müdigkeit kann aus einem Mangel an Übungen resultieren

»Ich bin zu müde, um mich zu bewegen«, ist eine weitere gelegentlich von uns gehörte Ausrede dafür, keine Übungen zu machen. Tatsache jedoch ist, daß Übungen Ihnen in vielen Fällen den Energieschub geben können, den Sie sich wünschen. Müdigkeit kann in Wirklichkeit zum Teil aus einem Mangel an Übungen resultieren. Fachleute nennen das »sitzende Trägheit« oder manchmal auch »Energiemangel«. Das Gegenmittel? Bewegung, wie die australische Psychologin Rosemary McIndoe mit dem möglicherweise besseren Ausdruck vorschlägt, da das Wort Übungen manche Menschen mit Schmerzen erschreckt. Auch mehren sich die Forschungen, die zeigen, daß Senioren mit Schlafstörungen ihre Schlafqualität als verbessert beurteilen, nachdem ein regelmäßiges Übungsprogramm von moderater Intensität eingeführt worden ist.

Der Surgeon General's Report über körperliche Aktivität und Gesundheit von 1996 stellte fest, daß sich 60 Prozent aller amerikanischen Erwachsenen weniger bewegen als empfohlen und daß 25 Prozent überhaupt nicht aktiv sind. Menschen mit Arthritis und anderen rheumatischen Beschwerden sind noch weniger aktiv, und dies kann verheerende Konsequenzen für sie haben. Eine vierjährige Studie von muskuloskeletalen Störungen in einer Gruppe von ansonsten gesunden Erwachsenen (373 Männer und 259 Frauen, Durchschnittsalter 42 Jahre) zeigte einen allgemeinen Trend zur Beschleunigung muskuloskeletaler Störungen von ungefähr zehn Prozent im Jahr. Die Frauen zeigten die größere Zunahme an Schmerzen und Beschwerden. Bei beiden Geschlechtern waren die anfälligsten anatomischen Stellen das Kreuz, der Nacken und die Knie.

Positiv zu vermerken ist, daß manche Forscher beobachtet haben, daß die Teilnehmer an einem Übungsprogramm, die im schlechtesten physischen und/oder psychischen Zustand sind, nicht nur physisch, sondern auch psychisch oft die größte Besserung zeigen. Es gibt also Hoffnung auch für die Inaktivsten unter uns.

Der Schlüssel liegt in Ihrer Einstellung

Der Schlüssel liegt in Ihrer Einstellung, darin, Wege zu finden, wie Sie Ihr Training genießen und den alten Gedanken aufgeben, daß Übungen schmerzhaft oder langweilig sind oder daß Sie zu alt oder zu sehr außer Form sind, um Übungen zu machen. Verändern Sie jene Botschaften zu solchen, die Ihnen helfen, Übungen mit Freude entgegenzusehen.

! Schließlich lief die olympische Seniorin Edith Mendyka die 100 Meter unter 20 Sekunden, als sie 70 Jahre alt war, und der Schwimmer John Fleck stellte im reifen Alter von 99 Jahren einen 100-Meter-Freistil-Rekord der Senioren auf. Was, wenn sie gesagt hätten, »ich bin zu müde« oder »ich bin zu alt«?

Ein wesentlicher Teil dessen, was wir für eine altersbedingte Abnahme an physischen Fähigkeiten halten, hängt eigentlich nicht so sehr mit dem Altern wie mit der nachlassenden und unzureichenden physischen Aktivität zusammen. Ärzte des Veterans Administration's Geriatric Research, Education and Clinical Center in Gainesville, Florida, stellen ausdrücklich fest, daß viele der Krankheiten, die mit dem Alter in Verbindung gebracht werden und möglicherweise selbst zum Altern beitragen, durch einen aktiven Lebensstil entweder behandelt oder gelindert werden können. Kardiale, pulmonale, muskuloskeletale und metabolisch-endokrine Verschlechterungen, die mit dem

Übungen sind ein wichtiger Zusatz in der Behandlung von Osteoporose, Herzkrankheiten, Depressionen, Osteoarthritis, primär chronischem Gelenkrheumatismus und Fibromyalgie

Alter und/oder einer Krankheit zusammenhängen, zeigen als Resultat gesteigerter physischer Aktivität oftmals eine Veränderung in ihrem Fortschreiten.

Die Forschung ist eindeutig. Umfangreiche wissenschaftliche Beweise veranschaulichen, daß Übungen ein wichtiger Zusatz in der Behandlung von Osteoporose, Herzkrankheiten, Depressionen, Osteoarthritis, primär chronischem Gelenkrheumatismus und Fibromyalgie sind, um nur ein paar Beispiele zu nennen. Besonders hilfreich sind Übungen, um Schmerzen zu erleichtern. Sehen wir uns die Wirkung von Übungen auf die vielleicht verbreitetste Schmerzstelle, das Kreuz, an.

Übungen und Rückenschmerzen

Bei akuten Rückenschmerzen kann es ratsam sein, beim Einsetzen der Schmerzen Magnete zu verwenden, damit Sie Ihre normalen Aktivitäten beibehalten können und sich nicht ins Bett legen müssen. Als in Helsinki städtischen Angestellten mit akuten Rückenschmerzen entweder zwei Tage Bettruhe (67 Patienten) oder rückenmobilisierende Übungen (52 Patienten) verordnet und die Ergebnisse mit einer Kontrollgruppe verglichen wurden, der geraten worden war, die normalen Aktivitäten, »soweit erträglich«, fortzusetzen (67 Patienten), zeigte die Kontrollgruppe nach drei wie auch nach zwölf Wochen eine bessere Genesung als die beiden anderen Gruppen. Überdies erlebte die Bettruhe-Gruppe länger anhaltende und größere Schmerzen, geringere Beweglichkeit der Lendenwirbelsäule und hatte außerdem mehr Arbeitsunfähigkeitstage.

Die meisten Ärzte und Schmerzkliniken stimmen darin überein, daß ungefähr 90 Prozent der Patienten mit akuten Kreuzschmerzen ungeachtet der Art der Behandlung innerhalb eines Zeitraums von zwei Monaten genesen. Während Übungen vermutlich wenig für die Erleichterung der Genesung von einem akuten Vorfall tun, sind sie aber ein wichtiger Faktor in der Vorbeugung eines Rückfalls. Es zahlt sich aus, den Rücken und abdominale Muskeln zu stärken, um einer weiteren Verletzung vorzubeugen, da die Rückfallquote innerhalb eines Jahres nach dem ersten Zwischenfall bei 40 bis 85 Prozent liegt und die Schmerzen durch eine zunehmende Häufigkeit und längere Dauer gekennzeichnet sind und größere Einschränkungen mit sich bringen.

Vorbeugung eines Rückfalls

Neunzig finnische Versuchspersonen mit chronischen Kreuzschmerzen wurden in drei Gruppen eingeteilt, um an einem dreimonatigen Programm teilzunehmen. Einer Gruppe wurde ein intensives

Krafttraining verordnet, eine zweite beteiligte sich an Heimübungen, und die dritte war eine Kontrollgruppe. Am Ende der drei Monate und bei einer Beurteilung neun Monate später erlebten beide Übungsgruppen im Vergleich mit der Kontrollgruppe eine verringerte Intensität der Rückenschmerzen und eine verbesserte muskuläre Leistung. Der klinische Erfolg der im allgemeinen verschriebenen Übungen zur Erleichterung von Kreuzschmerzen steht in einem augenscheinlichen Widerspruch zu den enttäuschenden Ergebnissen, von denen in der wissenschaftlichen Literatur berichtet wird. Während Kreuzschmerzen sowohl mit körperlich belastenden als auch mit sitzenden Beschäftigungen in Zusammenhang gebracht worden sind, zeigt die Literatur über Schmerzen und Übungen keine eindeutige Verbindung zwischen Kreuzschmerzen und körperlicher Aktivität auf, obwohl die klinische und praktische Erfahrung eine andere Sprache spricht. Wie oft haben wir schließlich schon einen Patienten zu seinem Arzt sagen hören: »Ich habe mir beim Golfspielen den Rücken verletzt.«

Manche Forschungsergebnisse deuten darauf hin, daß Übungen generell sinnvoll sind bei nichtspezifischen Kreuzschmerzen, unzulässige Versuchsanordnungen erschweren jedoch oftmals die Schlußfolgerungen. Ferner mangelt es der professionellen Literatur an Informationen über die Arten, die Häufigkeit und die Dauer der Übungen, die verordnet werden sollten, und bei welchem Zustand sie am hilfreichsten sind.

Noch ist Zeit, etwas zu ändern

Es häufen sich die Belege, die zeigen, daß es niemals zu spät ist, ein körperliches Fitneßprogramm zu beginnen, vorausgesetzt, Sie fangen mit einem Stufenprogramm an und arbeiten sich nach oben, wobei Sie die Balance zwischen Bewegung und Pause finden, die gut für Sie ist. Körperliche Aktivität nützt dem muskuloskeletalen System von Menschen jeden Alters, hat das Potential, manche muskuloskeletalen Störungen hinauszuschieben oder ihnen vorzubeugen, und hat sich sogar als ein Mittel zur Reduzierung der Häufigkeit von Spannungskopfschmerzen erwiesen.

Fangen Sie mit einem Stufenprogramm an

Zwanzig Patienten, die in einer Therapieklinik sechs Wochen lang einmal wöchentlich wegen Schmerzen behandelt wurden, erhielten eine Schulung der Körperhaltung für zu Hause und für den Arbeitsplatz, ein isotonisches Heimübungsprogramm, Massage und eine Dehnung der Halswirbelmuskeln. Die Häufigkeit ihrer Kopfschmerzen ging deutlich zurück, was auch während einer einjährigen Nachbehandlung so blieb.

Es ist anzunehmen, daß Sie sich mehr bewegen könnten, als Sie glauben, und daß Ihre Einstellung und/oder andere soziale Faktoren Ihnen mehr Beschränkungen aufbürden als Ihr eigentliches Schmerzerlebnis. So stellten zum Beispiel einige Forscher fest, daß, als chronische Schmerzpatienten ihre verordneten Übungen »soweit wie verträglich« (soviel sie konnten, bevor sie Schmerzen, Schwäche oder Müdigkeit dazu brachten, aufhören zu wollen) mit Geräten durchführten, die verstellt waren, so daß die Teilnehmer keinen Überblick über die Zeit oder den genauen Umfang der kompletten Übung hatten, der Umfang an durchgeführten Übungen stetig zunahm. Darüber hinaus absolvierten Schmerzpatienten fast denselben Umfang an Übungen wie eine Kontrollgruppe mit gesunden jungen Erwachsenen, die sich auf eine Anzeige für ein Übungsprogramm gemeldet hatten. Beide Gruppen taten mehr als eine frühere Bezugsgruppe, die über ihre Übungen auf dem laufenden war. Die Forscher schlossen daraus, daß unsere Übungstoleranz oft von Faktoren, die vom Schmerz unabhängig sind, wie zum Beispiel die Bestärkung durch unser Umfeld, geformt oder beeinflußt wird.

Als Patienten mit Kreuzschmerzen gebeten wurden, vier sich wiederholende Übungen durchzuführen (zwei mit jedem Bein), wurde deutlich, daß die Erwartung von Schmerzen mit einer Angstreaktion und dem Drang, die Schmerzen zu vermeiden, verbunden war. Vielleicht können Sie sich mehr bewegen, als Sie denken, besonders wenn Sie Magnete verwenden: Dr. K. Mashima und seine Kollegen haben entdeckt, daß das lumbosakrale Gelenk der verläßlichste »magnetempfindliche« Teil des Körpers ist.

Vielleicht können Sie sich mehr bewegen, als Sie denken

Darüber hinaus haben verschiedene Studien gezeigt, daß Übungen gegen Schmerzen unempfindlicher machen. Als 17 Männer auf einer regelmäßigen Basis von 20 Minuten selbstgewählter Übungen trainierten und anschließend 20 Minuten pausierten, war ihre Schmerztoleranz (wobei der Schmerz mit einem schweren Druckgerät induziert wurde) nach den Übungen wesentlich größer als vorher. Die Forscher zogen selbstgewählte Übungen einer spezifischen Gymnastik in einer kontrollierten Laborsituation vor, um zu zeigen, daß dieser Effekt von Übungen in natürlich vorkommenden Situationen möglich ist.

Schmerztoleranz ist nach den Übungen wesentlich größer

Als Laborschmerzen induziert wurden, war die Schmerzschwelle fünf Minuten nach der Übung wesentlich höher und die Schmerzbeurteilung wesentlich niedriger als nach einer Ruhephase derselben

Personen. Die Veränderungen in der Schmerzwahrnehmung nach der Übung wurden außerdem von einem niedrigeren systolischen Blutdruck und einer höheren Herzfrequenz begleitet.

Wie bleibe ich dabei?

Warum Menschen, denen gezeigt wurde, daß Übungen ihre Schmerzen verringern, nicht damit weitermachen, ist ein großes Mysterium für die professionelle Gesundheitsfürsorge. Eine Studie zeigte, daß der Glaube an den Nutzen von Übungen das Durchhaltevermögen fördert, aber eine gegensätzliche Studie fand heraus, daß sowohl Personen, die ihre Übungen fortsetzten, als auch solche, die es nicht taten, glaubten, daß Übungen hilfreich seien. Bei 110 Personen mit Osteoarthritis trug eine spezielle Empfehlung dazu bei, ihr Festhalten an der Gymnastik zu steigern, während eine Empfehlung zusammen mit schriftlichen Unterlagen noch besser wirkte. Am besten waren Empfehlungen, Schriftmaterial und die ärztliche Kontrolle, die das Einhalten der Gymnastik auf 78 Prozent erhöhte. Offenbar brauchen viele von uns jemanden, der sich über uns auf dem laufenden hält und uns ein positives Feedback vermittelt.

Durchhaltevermögen

Festhalten an der Gymnastik

- Fragen Sie sich selbst, welche Aktivitäten wichtig für Sie sind.
- Was sind die Ziele Ihrer Bewegung?
- Was werden Sie als annehmbares oder bedeutungsvolles Ergebnis Ihrer Bemühungen akzeptieren?
- Können Sie flexibel sein im Einhalten Ihrer Übungsroutine?

Arthritis zum Beispiel hat oft einen schwankenden und manchmal unvorhersehbaren Verlauf. Anstatt rigide an einem Übungsprogramm festzuhalten, können Personen, die gelernt haben, auf Veränderungen ihrer Symptome zu reagieren, ihre Lebensweise zweckmäßig anpassen. Auch Sie können auf wechselnde Level an Schmerzen und Steifheit reagieren, manchmal weniger Übungen machen und mehr die Magnete benutzen, manchmal Ihre Magnete vor oder nach den Übungen zur Schmerzerleichterung anbringen. Seien Sie mental flexibel, und es kann sehr gut sein, daß auch Ihr Körper flexibler wird.

Die besten Übungsprogramme konzentrieren sich auf drei Ziele: die Verbesserung des kardiovaskulären Systems (aerobe Bewegungen), die Verbesserung der Körperkraft und die Verbesserung der

Elastizität. Steigern Sie für jedes dieser Ziele Ihre Übungen in dem Maß, in dem sich Ihre Fitneß verbessert, gehen Sie vorsichtig und in Ihrem eigenen Tempo vor. »Ohne Schmerzen kein Nutzen« ist ein Motto, das generell an Kredit verloren und in Ihrem Leben mit Sicherheit keinen Platz hat. Tatsächlich können Übungen, die Schmerzen verursachen und unter Schmerzen ausgeführt werden, zu ernsthaften Verletzungen führen.

Aerobes Training

Effizienz Ihres Körpers verbessern

Das aerobe oder kardiovaskuläre Training verfolgt einen doppelten Zweck. Es dient dazu, die Effizienz Ihres Körpers zu verbessern, was das Aufnehmen von Sauerstoff aus der Luft in die Lungen und Muskelfasern betrifft, und es verbessert die Effizienz, mit der die Muskeln Energie produzieren.

Herzfrequenz in eine »Zielzone« bekommen

Kardiovaskuläres Training beinhaltet die Beschäftigung mit aeroben Übungen zu dem Zweck, Ihre Herzfrequenz in eine »Zielzone« (50 bis 85 Prozent Ihrer maximalen Herzfrequenz) zu bekommen und diese Frequenz mindestens 20 Minuten beizubehalten. Herz und Kreislauf werden am besten durch kontinuierliche Übungen trainiert, die ein wenig unter Ihren maximalen Möglichkeiten liegen. Mit der Steigerung des Umfangs und der Intensität Ihrer Übungen steigern Sie Ihre aerobe Fitneß.

Schwimmen ist besonders für Menschen mit Kreuzschmerzen geeignet

Zum üblichen kardiovaskulären Training gehören Joggen, Schwimmen, Radfahren, Trockenrudern, Übungen auf einer Tretmühle, schnelles Gehen, Inline-Skating und Skilanglauf. Bei manchen Menschen mit chronischen Schmerzen, vor allem bei Arthritis, können einige dieser Aktivitäten die Symptome verschlimmern, also seien Sie vorsichtig in Ihrer Wahl. Beim Schwimmen ist die Gefahr am geringsten, und da es Ihr Kreuz entlastet, ist es besonders für Menschen mit Kreuzschmerzen geeignet.

Es mehren sich die Studien, die die Wirksamkeit der Wassertherapie in der Verbesserung der funktionellen Fähigkeit bei einer Vielzahl von Störungen belegen. Übungen und Bewegungen in einem beheizten Schwimmbad, in dem die Schwerkraft verringert ist, sind wirksam in der Erleichterung von Rücken-, Nacken- und Knieschmerzen. Wo die Angst vor einem Sturz die Bewegungs- oder Übungsmöglichkeiten älterer Menschen einschränkte, wurden Wasserübungen gefunden, um ihren funktionellen Horizont während eines fünfwöchigen Programms »einfacher Übungen« jede Woche zu steigern. Bei

Trockenübungen wurde der funktionelle Horizont nur während der ersten Woche gesteigert.

Als 13 Versuchspersonen mit rheumatischen Erkrankungen eine achtwöchige Wassertherapie machten, wurden in deren Verlauf wesentliche Veränderungen festgestellt. Die auffällige Abnahme der Schmerzen und der Schwierigkeiten, täglichen Pflichten nachzugehen, trug zu 94 Prozent zu einem insgesamt gesteigerten funktionellen Status und einer aktiven Bewegung der Gelenke bei.

Patienten mit schmerzhaftem Hinken

Für Patienten mit schmerzhaftem Hinken, das oftmals mit bestimmten arteriellen Erkrankungen einhergeht, scheint das Treppensteigen vorteilhafter zu sein als das Gehen auf Tretmühlen. Es ist charakteristisch für diese Beschwerden, daß in Ruhestellung kein Schmerz oder Unwohlsein in den Gliedern zu spüren ist, es mit Beginn des Gehens aber zu Schmerzen, Spannungen und einer Schwächung kommt, was sich bis zu dem Punkt steigert, an dem das Gehen unmöglich wird. Nach einer Ruhephase verschwinden die Symptome wieder. Patienten mit peripheren arteriellen Erkrankungen, die durch Hinken eingeschränkt sind, haben während der Übungen häufig begleitende kardiovaskuläre Probleme (Hochdruck, myokardiale Ischämie). Auch wenn die Zeiten von der ersten Attacke bis zum maximalen Schmerzpunkt beim Hinken wie auch dem systolischen Druck der Fußknöchel bei zehn durch Hinken eingeschränkten Patienten beim Gehen auf einer Tretmühle und beim Treppensteigen gleich waren, so waren doch ihre Herzfrequenz, der systolische und diastolische Druck sowie der mittlere arterielle Druck während und nach dem Treppensteigen niedriger. Das Treppensteigen war gut verträglich, wurde von den Patienten sicher durchgeführt und verursachte eine geringere Beanspruchung für das kardiovaskuläre System.

20 bis 30 Minuten an mindestens drei Tagen in der Woche

Übliche Empfehlungen für aerobes Training sind 20 bis 30 Minuten an mindestens drei Tagen in der Woche. Sie sollten darauf abzielen, auf einem Level zu arbeiten, auf dem Sie spüren, daß Sie schwerer atmen, bei dem Sie sich aber noch unterhalten können. Wenn Sie sich während einer aeroben Aktivität langweilen, lesen Sie, hören Sie sich ein Audiobook oder Gymnastikmusik an.

Machen Sie sich wie bei jeder anderen Übung zunächst für fünf oder zehn Minuten warm, und kühlen Sie sich in einer Intensität, die niedriger als die des aeroben Teils ist, fünf bis zehn Minuten ab, indem Sie zum Beispiel einen kleinen Spaziergang oder eine leichte Fahrt mit dem Rad machen.

Um Langeweile zu vermeiden und damit Sie Ihr Interesse nicht verlieren, während sich Ihre Kondition verbessert, revidieren Sie

Ihre Ziele nach oben. Auch Zirkeltraining oder das Wechseln zu unterschiedlichen Übungen an verschiedenen Tagen hilft, das Interesse wachzuhalten. Rennen Sie an einem Tag auf der Tretmühle oder Laufbahn, schwimmen Sie am nächsten Tag, und nutzen Sie am dritten Tag ein Fahrrad.

Krafttraining

isometrische Übungen

Nach wie vor mehren sich die Indizien, die die positiven Effekte von Krafttraining oder isometrischen Übungen auf die Linderung von Schmerzen, auf die Verlangsamung der vielfachen Einbußen des Alterns und als ein wirksames Antidepressivum bestätigen. Wenn Sie mit Hanteln oder Kraftmaschinen mit einer allmählichen Steigerung der Gewichte und der Anzahl der wiederholten Übungen arbeiten, stärken und festigen Sie Ihre Muskeln (wie zum Beispiel schwache Rückenmuskeln), vermehren die Muskelmasse und steigern die Ausdauer; das heißt, Sie bauen die Leistungsfähigkeit der Muskeln auf, um sich für immer längere Zeiträume zu bewegen – womit Sie letzten Endes Ihr aerobes Training unterstützen. Auch ist Krafttraining hilfreich, wenn der Auslöser akuter Schmerzen ein Trauma oder ein Gewebeschaden ist. Es wird allgemein angenommen, daß eine Steigerung des venösen Rücklaufs aus dem verletzten Bereich und eine Steigerung der Durchblutung von therapeutischem Wert sind. Muskelaktivitäten fördern beides.

Krafttraining für ältere Menschen

Indem es die mit dem Älterwerden auftretenden Veränderungen in der Zusammensetzung des Körpers (vermehrte Fettmasse, weniger fettfreie Muskeln, weniger Wasser im Körper und weniger Knochendichte) reduziert, hat das Krafttraining gezeigt, daß es die Energielevel älterer Menschen anhebt und ihre Kraft und funktionelle Leistungsfähigkeit steigert. Dies wiederum mindert die Gefahr solcher Krankheiten wie des nicht insulinabhängigen Diabetes mellitus und der Osteoporose.

Krafttraining für Rücken und Bauch (wenn die Bauchmuskeln schwach sind, ist der Rücken anfälliger für Verrenkungen) hilft die Häufigkeitsquote von Kreuzschmerzen zu reduzieren. Außerdem lindert es den Schmerz bei Osteoarthritis.

Zehn Personen mit Osteoarthritis des Knies, die an einem achtwöchigen Programm eines muskelstärkenden Trainings teilnahmen, erlebten, verglichen mit einer Kontrollgruppe, eine merkliche Linderung der Schmerzen und der Steifheit, eine Steigerung der Beweglichkeit und einen Rückgang der arthritischen Aktivität. Dreimal in der Woche absolvierte die Gruppe sechs Sets aus fünf maximalen Kontraktionen auf einem Cybex II-Kraftmesser bei 90 Einheiten pro Sekunde.

Ein Arzt ging so weit zu behaupten, daß Übungen und soziale Unterstützung in der Linderung von Schmerzen und der Verbesserung der Beweglichkeit bei Menschen mit Knie-Osteoarthritis genauso effektiv sein können wie nichtsteroidale Antirheumatika und die Behandlungsstrategie deshalb dahingehend geändert werden sollte, daß Arzneien nur eine unterstützende Funktion haben und nur dann angewendet werden sollten, wenn sich Übungen und soziale Unterstützung als unwirksam erweisen.

Zu Hause oder im Fitneßstudio?

Auch wenn Sie ein wirksames Krafttraining durchaus zu Hause machen können, so zeigten doch, als 74 schwedischen Frauen (im Alter von 57 Jahren) mit Kreuzschmerzen für drei Monate wahllos entweder Rückenübungen in einem Fitneßcenter und ein Heimtrainingsprogramm oder nur ein Heimtrainingsprogramm empfohlen worden war, Untersuchungen nach drei und nach zwölf Monaten sowie eine Befragung per Post drei Jahre später, daß zwar beide Gruppen wesentliche Besserungen bekundeten, die Gruppe, der das Fitneßcenter empfohlen worden war, das Training aber besser eingehalten hatte. Nach den ersten drei Monaten setzten beide Gruppen das Heimtrainingsprogramm fort, und es schien, nachdem es mindestens ein Jahr lang eingehalten wurde, genauso effektiv zu sein wie das Fitneßcenterprogramm.

! Wie durch das aerobe Training, so fühlen Sie sich auch durch das Krafttraining ganz einfach besser, und es hat sich gezeigt, daß es bei deprimierten älteren Menschen als ein wirksames Antidepressivum dient.

32 Freiwillige zwischen 60 und 84 Jahren mit schweren oder leichten Depressionen stellten sich für einen zehnwöchigen Versuch zur Verfügung, bei dem sie, nach dem Zufallsprinzip eingeteilt, dreimal wöchentlich an einem überwachten progressiven Krafttraining oder aber an einer Kontrollgruppe teilnahmen. In der Übungsgruppe traten keine bedeutenden widrigen Effekte auf, während sich körperliche Schmerzen, Depressionen, Lebensqualität, Vitalität und das Zurechtkommen im gesellschaftlichen Umfeld wesentlich verbesserten. Die Kraft nahm um 33 Prozent zu, während sie in der Kontrollgruppe tatsächlich um zwei Prozent abnahm.

Elastizitätstraining

Verbesserung des Bewegungsspielraums um ein Gelenk herum

Elastizitätstraining zielt auf eine Verbesserung des Bewegungsspielraums um ein Gelenk herum ab. Mit dem Älterwerden verlieren unsere Gelenke etwas von ihrer Elastizität, und Inaktivität läßt das Bindegewebe kürzer werden. Dehnungen können helfen, der Verkürzung oder Straffung von Rücken- oder Unterschenkelmuskeln vorzubeugen, und ein gelenkiger Körper erlaubt es Ihnen, aerobe Übungen leichter auszuführen. Sie mindern das Risiko einer Verletzung der Gelenke, Muskeln und Sehnen. Wenn man sich vor und nach aeroben Übungen oder dem Krafttraining dehnt, kann das Krämpfe, Muskelübersäuerung und Muskelverspannungen reduzieren.

Minderung des Risikos einer zukünftigen Entzündung

Mit Dehnungen kann jeder von uns seine Elastizität steigern. Zu den zusätzlichen Vorteilen des Elastizitätstrainings gehören eine Minderung des Risikos einer zukünftigen Entzündung, eine bessere Erholung und weniger Streß. Eine der populärsten Methoden des Stretchings ist, was Fachleute »statisches Stretching« nennen, bei dem Sie sich gerade so weit dehnen, bis Sie eine Spannung im Muskel fühlen, aber keinen Schmerz. Sie begeben sich vorsichtig in eine Position leichter Spannung. Dann behalten Sie die Dehnung für 10 bis 30 Sekunden bei.

! Absolut kein Springen, egal, was man Ihnen auch immer gesagt hat.

Wird ein Muskel ruckartig gedehnt (hoch–runter, hoch–runter), dann zieht er sich zusammen oder strafft sich, eine Reaktion, die »Stretchreflex« genannt wird. Der Muskel macht ihn sich zum Zweck des Selbstschutzes vor einer Überdehnung zunutze. Tatsächlich strafft sich der »gedehnte« Muskel in Wirklichkeit, was die Wahrscheinlichkeit einer Verletzung erhöht.

Beim Stretching ist es wichtig, richtig zu atmen. Das Ausatmen, während Sie den Muskel dehnen oder die Spannung halten (sich anstrengen), hilft, den Blutdruck zu regulieren. Atmen Sie langsam durch die Nase, wobei Sie den Bauch weiten (nicht die Brust). Die rhythmische Kontraktion und Expansion des abdominalen Blutes hilft, Ausscheidungsstoffe aus den Muskeln in den Torso zu schaffen. Der vermehrte Blutfluß in die gedehnten Muskeln verbessert ihre Elastizität und erhöht das Maß, in dem Milchsäure von ihnen abgeführt wird.

Wärme steigert den Nutzen des Elastizitätstrainings. Wählen Sie also einen warmen Raum, oder tragen Sie warme Kleidung, wenn Sie sich draußen dehnen.

Yoga bietet eine Reihe guter Elastizitätsübungen, an denen Sie sich in Ihrem eigenen Tempo versuchen können, egal, wie alt oder wie gut Sie in Form sind.

Fachleute weisen darauf hin, daß man das Stretching zu Beginn in 20- bis 30minütigen Sitzungen dreimal pro Woche seiner Fitneßroutine hinzufügen sollte. Stellen Sie ein 5- bis 10minütiges Aufwärmtraining voran, bei dem Sie alle wichtigen Muskelgruppen rhythmisch bewegen, um Blut in die Muskeln zu schicken.

Wie bei allen anderen Fitneßaktivitäten erhöhen Sie die Anzahl und den zeitlichen Umfang, in dem Sie sich mit dem Elastizitätstraining befassen, schrittweise. Sanftes Dehnen von niedriger Intensität, täglich ausgeführt, hilft, den Bewegungsspielraum beizubehalten oder zu verbessern, und ist die Grundlage der meisten therapeutischen Übungsprogramme. Es ist außerdem wichtig bei Entspannungsübungen oder Fitneßprogrammen. Eine hinreichende Elastizität verbessert die Funktion und mindert die Gefahr einer Verletzung während anderer Aktivitäten.

Elastizität mindert die Gefahr einer Verletzung

Für das Stretching ist es nicht erforderlich, daß Sie ein Sportstudio aufsuchen oder ein intensives Fitneßprogramm entwickeln. Es kann zu jeder Tageszeit und beinahe überall gemacht werden. Es gibt Videokassetten, die Sie anleiten und motivieren, wenn Sie am Anfang Schwierigkeiten haben.

Übungstips

- Sprechen Sie zunächst mit Ihrem Arzt, und überlegen Sie dann, ob Sie ein Sportstudio aufsuchen oder mit einem persönlichen Trainer arbeiten wollen, um mit einem Programm zu beginnen, das für Sie geeignet ist.
- Das routinemäßige Aufwärmtraining vor harten Übungen ist wichtig, um Schäden durch Überbelastungen wie Muskelkrämpfe, Schmerzen und Zerrungen zu vermeiden. Beginnen Sie ein Walking- oder Joggingprogramm mit einigen Dehnübungen, dann gehen Sie einige Minuten langsam, anschließend joggen Sie langsam, bevor Sie das Tempo erhöhen. Ein Warmmachen, das nicht

dieselben Muskeln benutzt, mit denen Sie Ihre Übung machen, ist nicht sehr wertvoll, um Sie vor den Belastungsschäden dieser Übung zu schützen.

- Desgleichen ist das Abkühlen nach einer Übung durch langsames Gehen oder andere Bewegungen für ungefähr fünf Minuten äußerst wichtig. Geschätzte 65 Prozent aller schweren Herzprobleme treten auf, wenn eine Aktivität beendet wird. Vermeiden Sie es stillzustehen, und setzen Sie sich nach einer kraftvollen Übung niemals sofort hin. Fortgesetzte Bewegung, die Ihre Herzfrequenz allmählich normalisiert, kann einer Arrhythmie vorbeugen, die wegen der enormen Menge der die Blutgefäße verengenden Hormone (Noradrenalin und Epinephrin), die für einige Minuten weiter produziert werden, nachdem die Übung zu Ende ist, die Folge sein kann.
- Machen Sie nicht zuviel. Übertriebenes Training schadet dem Muskelgewebe und kann zu einem bedeutenden Verlust an Muskelmasse führen, vor allem dann, wenn es über viele Tage hinweg wiederholt wird. Je älter eine Person ist, desto größer ist die Möglichkeit, daß dies passiert, da sich die Instandsetzung des Gewebes im Alter verlangsamt.
- Warten Sie nach einer fetten Mahlzeit drei Stunden lang ab, bevor Sie sich mit einer anstrengenden Übung befassen. Wenn Ihr Blut durch eine vor kurzem eingenommene Mahlzeit mit Fett gefüllt ist, kann es nicht soviel Sauerstoff transportieren, wie Ihr Körper braucht, um aerob zu trainieren. Ein gemütlicher oder moderat flotter Spaziergang ist allerdings in Ordnung.
- Wenn Sie gerade erst mit Übungen anfangen, sind kleine Dosen oft besser als ausgedehnte. Sechs Spaziergänge über zehn Minuten bedeuten, daß Sie eine Stunde gewandert sind. Wenn Teile Ihres Körpers während dieser kurzen Gänge schmerzen, schnallen oder kleben Sie sich Ihre Magnete an. Dann ruhen Sie sich aus; Sie haben es sich verdient.

Sechs kleine Ruhepausen, über den Tag verteilt, sind besser für die Schmerzerleichterung als eine oder zwei längere

Sechs kleine Ruhepausen, über den Tag verteilt, sind besser für die Schmerzerleichterung als eine oder zwei längere.

Pacing

Technik, Ihre Aktivitäten einzuteilen

Diese Technik, Ihre Aktivitäten einzuteilen, wird Pacing genannt und ist sehr nützlich für die Erleichterung und Kontrolle von Schmerzen.

Pacing erlaubt es Ihnen, Ihren Tag aufzusplitten und in Ruhe oder Entspannung einerseits und Aktivitäten andererseits zu unterteilen. Einfach ausgedrückt bedeutet Pacing, daß Sie vielen Ihrer Aktivitäten in kurzen Intervallen nachgehen. Dies erfordert zunächst ein Gespür dafür, wieviel Zeit Sie für eine spezielle Anforderung aufbringen können, bevor Ihre Schmerzen sich verschlimmern. Dann beenden Sie schmerzsteigernde Aktivitäten, bevor die Schmerzen losgehen, und haben somit die Schmerzkontrolle erlangt.

Kapitel 8: Die Zukunft der Magnetfeldtherapie

Anwendung von Magneten auf der Hautoberfläche

Die Anwendung von Magneten auf der Hautoberfläche zur Erleichterung von Schmerzen ist ein wirksames, aufregendes und, wie wir erfreut feststellen dürfen, sich weiterentwickelndes Gebiet. Wie wir im 5. Kapitel bereits angedeutet haben, hat jeder Mensch, der mit Magneten arbeitet, seine eigenen Vorstellungen davon, wie und warum Magnete wirken, und oft gehen sie weit auseinander. Neue Behandlungsmöglichkeiten sind immer Gegenstand von Spekulationen und Zweifeln.

Fragen zum Wie und Warum des Erfolgs der statischen Magnetfeldtherapie in der Schmerzlinderung können inzwischen vollständiger beantwortet werden als je zuvor. Wir hoffen, in diesem Buch einige Antworten gegeben zu haben. Wahrscheinlich haben wir auch neue Fragen aufgeworfen, und auch das ist in Ordnung.

Wir behaupten nicht, daß die Magnetfeldtherapie die konventionelle Behandlung ernsthafter Erkrankungen wie Krebs, Diabetes und Herzkrankheiten ersetzen kann. Aber wir sind davon überzeugt, daß sie die mit solchen Störungen verbundenen Schmerzen erleichtert und als eine wertvolle Begleitung der konventionellen Medizin von Nutzen ist. wir befürworten aber nicht, daß Sie Magnete anwenden, anstatt Ihren Arzt aufzusuchen. Sie würden Gefahr laufen, daß eine ernsthafte Krankheit, die behandelt werden könnte, unerkannt bleibt, bis es zu spät ist.

Ernährung und Übungen

Was Magnete nicht können, ist, Ihren elementaren gesundheitlichen Zustand auf die Art zu verbessern, wie es Ernährung und Übungen können. Auch hier gilt, daß Magnete es Ihnen ermöglichen können, sich vor, während und nach den Übungen besser zu fühlen. Sie ersetzen aber keine angemessene und geeignete Ernährung, können jedoch dazu beitragen, daß Sie sich wohl genug fühlen, um das Bedürfnis zu entwickeln, besser zu essen, um länger zu leben.

Wie bei jeder neuen medizinischen Methode bleibt viel Raum und die Notwendigkeit für eine intensive Forschung. Wir haben einige der offenen Fragen zusammengestellt:

- Welche Arten von Magneten wirken bei welcher Form von Schmerzen am besten?
- Wie wirken Magnete in Verbindung mit Körper/Geist-Techniken, die sich bereits als effektiv erwiesen haben, wie Physiotherapie und Biofeedback?
- Was sind die langfristigen und was die kurzfristigen Effekte von Magneten? Wie oft taucht der Schmerz wieder auf? (Wir haben anekdotische Geschichten gehört, nach denen die Magnete nie wieder benötigt wurden, bis hin zu solchen, nach denen sie gelegentlich bei einem erneuten Aufflackern angewendet werden müssen.)
- Leider müssen wir sagen, daß die Magnete bei manchen Menschen wirkungslos bleiben – so ist es uns jedenfalls berichtet worden. Warum? Hängt es mit ihrem Glaubenssystem zusammen, mit ihren psychosozialen Charakteristika oder möglicherweise mit Unterschieden in ihrer physiologischen Veranlagung?

Das Ende ... und der Anfang

Brenda Adderlys website

Während wir die Entwicklungen der Magnetfeldtherapie verfolgen, können auch Sie dabeisein, indem Sie sich in Brenda Adderlys website einklinken.

www.BrendaAdderly.com

und ihren monatlichen Nachrichtenbrief lesen (888-211-2800). Dr. Whitakers monatlicher Nachrichtenbrief *Health & Healing* (800-539-8219) wird Sie ebenfalls über die neuesten Entwicklungen in bezug auf Magnete und andere sichere, effektive therapeutische Modalitäten auf dem laufenden halten.

Aus unserem Ratgeber-Programm

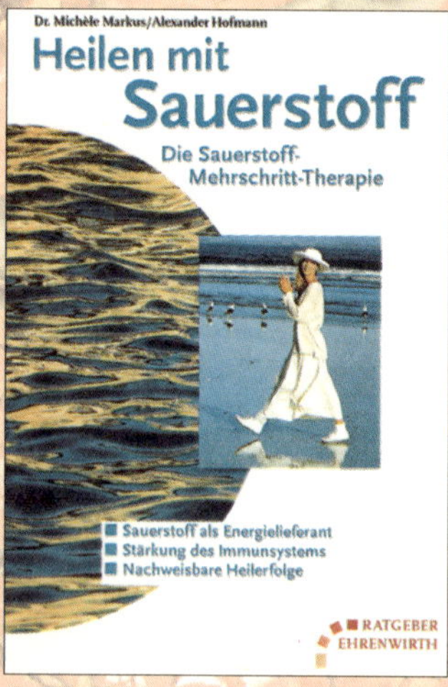

Markus/Hoffmann: Heilen mit Sauerstoff

Die Sauerstoff-Mehrschritt-Therapie ist eine spezielle Art der Behandlung mit Sauerstoff. Ausführlich wird die Rolle des Sauerstoffs als Lebenselixier und Energielieferant beleuchtet, seine Funktion bei der Heilung von Krankheiten und seine wichtige Rolle bei der allgemeinen Stärkung des Immunsystems. Mit ausführlichem Service- und Adressenteil!

116 Seiten mit zahlr. Farbfotos.

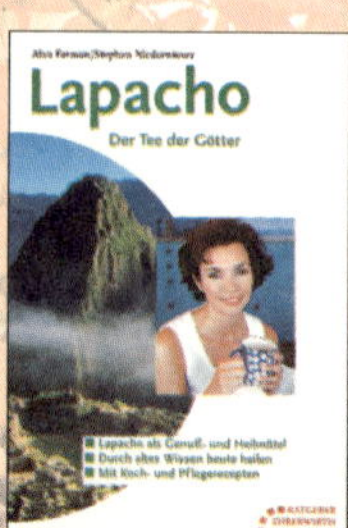

Forman/Niederwieser: Lapacho. Der Tee der Götter

Schon die Inkas und die Azteken nutzten den Lapacho-Tee zu Heilzwecken. Mittlerweile wurde in klinischen Tests nachgewiesen, daß Lapacho eine deutliche immunstimulierende Wirkung hat; außerdem reduziert er den Blutzucker und kann daher die Behandlung von Diabetes unterstützen. Ein erstaunlich vielseitiges Heilmittel!

128 Seiten mit zahlr. Farbfotos.

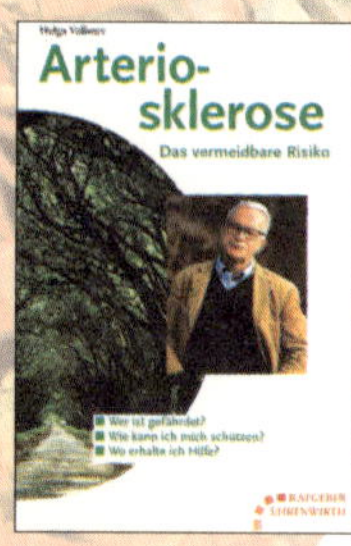

Helga Vollmer: Arteriosklerose

Die häufigste direkte Ursache von Herz- und Kreislauferkrankungen ist die Arteriosklerose. Dieser Ratgeber erklärt ausführlich die Ursachen für arteriosklerotische Veränderungen der Herz- und Hirngefäße und zeigt, wer gefährdet ist und wie sich jeder einzelne davor schützen kann.

128 Seiten mit zahlr. Farbfotos.